JN208152

東洋医学古典

全訳

神応経

明・劉瑾 著

淺野周 訳

まえがき

本書は、２０２２度版の東洋療法学校協会の『東洋医学臨床論』（はりきゅう編）44ページに「明・劉瑾『神応経』（１４２５年）補訣直説には」と紹介されている。しかし『神応経』は出回っていないので、それを入手することが難しく、学生は困っているだろうと考えた。そこで能力不足だが、私が翻訳を試みた。私の下手な翻訳でも、読む方法がないよりはマシだろう。

最初に『広愛書』十一巻が作られた。それは曖昧だったため『広愛書括』としたが、それも満足できるものでなかったため、『神応経』を作ったと序文に記載されている。

まず祖師として席弘がいた。そこで『席弘賦』が様々な書物に記載されるようになったが、彼は宋の御殿医だったらしい。梓桑君とも呼ばれている。昔の中国では、日本の幼名と同じく、幼い頃や成人した後では名前が違う。そして死んだ後は戒名がある。だから席弘にも梓桑君という名前があった。孫文も孫中山と呼ぶ。毛沢東も、成人してから名乗っている。これは源氏名やペンネームのようなものである。この席弘は、宋の高宗の従医だったが、女真族が攻め込んできたため、杭州に遷都して皇帝と一緒に南へ逃れ、江西の臨川に移り住んだ。そこで代々、鍼灸を生業として子々孫々に伝えた。まず席弘（初代）→席霊陽（二代）→席玄虚（三代）→席洞玄（四代）→席松隠（五代）→席雲谷（六代）→席素軒（七代）→席雪軒（八代）→席秋軒（九代）→席肖軒（十代目の信卿）と続く。十一代は席天章、十二代は席伯珍と続くのだが、この席肖軒が一子相伝だった鍼灸家伝を他人に漏らし、生徒を取って教え始めた。それで席弘の鍼灸が広まったのだ。北京堂と同じ径路である。その弟子に陳会（宏綱）という人がいて、字は善同。同じ人物に三つも名前を持たれちゃ、ややっこしくてしょうがない。それで本書には、様々な名前で先生が登場するが、その実体は一人である。日本にも昔、七つの顔を持つ男というのがいた。

本書の翻訳では陳会で統一するが、陳会の生徒は二十四人いて、様々な地方から集まっていた。そのなかに南昌からやってきた劉瑜（永佩）と劉瑾（永懐）の兄弟がいた。兄はダメだけど弟は優秀で、弟子24人のうち17人が「立盟飲丹」の誓いを立てた。この誓いは、戦国七勇の王達が秦に対抗するために同盟を結ぶ時、指を切って互いの血を飲んで同盟を誓ったというものだが、指を切るのが恐いため鶏の頸を切り、その血を飲んで昔の誓いの真似事をした。この人たちは、同盟を結んだあとでペンネームを名乗ったが、それは今でいう柳谷素霊の弟子に「素」の字が着いているようなものだった。時代は南宋から明へと流れ、明王朝の太祖である朱元璋から十七代目の朱権が寧献王となり、南昌に住んで医学と道教を愛好し、とりわけ鍼灸が好きだった。昔は仙人になるための道教があり、その技術を学んで脱落したものが医者だと思われていた。仙人は死なないことを目指しているが、中途半端なものが、死なぬまでも病気を治せるというわけだ。道教の音楽が雅楽である。そして陳会の弟子である劉瑾を訪れ、鍼灸を学んで普及させ、『神応経』や『乾坤生意』、『寿域神方』、『臞仙活人心法』などを出版した。当時の本は、板を削った版画であり、和紙の手刷りだったため高価で、王のような財力がなければ出版できなかった。だから出版したのは朱権といえる。朱権は道教に填っていたが、道教は神仙になって不老不死となることが目的なので、書名が『神応経』となった。一般的に鍼灸の書ならば『鍼灸○○経』となる。そして１４２５年に朱権が出版し、序文を書いた。この書籍は現存していない。それから48年後の１４７３年、日本の僧侶である良心が『神応経』を持って朝鮮を訪問し、その翌年に朝鮮で『神応経』が刊行された。そのあと１６４５年、日本の田原仁左衛門が朝鮮の『神応経』を元にして本書を刊行したようだ。そのため序文が三つもある。

　本書の席弘さんは、席弘賦として様々な鍼灸書に登場し、明代の鍼灸に大きな影響を与えた。彼も宋代の医者なので、後世に影響を与えた『銅人腧穴鍼灸図経』の王惟一や『鍼灸資生経』の王執中と同じである。そのため『鍼灸資生経』から引用したのではないかと思われる文があり、なかでも背兪穴の取穴法は『資生経』特有の勘違いを踏襲している。

　本書で一番困ったのは「二七壮」という表現だ。『資生経』なら一日七壮で二日だから二日×七壮で十四壮だが、のちの時代では文字通り二十七壮を指すようだ。これは宋の御殿医が元になっており、『鍼灸資生経』などと同じと考えられるが、実際の書籍にされたのは明代なので、文字どおりに二十七壮かもしれない。とりあえず二×七壮にしておいた。これは七壮を2日という意味である。また肋戸（ろくと）という穴名も分からない。こうした不備（ふび）からも、もう少し詳しい人が翻訳すべきなのだが、誰もやらないので、現代中国語の翻訳者であった私が、定年退職後の暇を潰すために始めることになった。『神応経』のような翻訳しやすい書籍が翻訳されてこなかったのは、限られた人達が古典を自分だけの宝物としたいため翻訳しなかったのだろう。そうした人たちにとって、鍼灸古典を学生にでも読める代物（しろもの）にしてしまった私は、非難すべき対象になる。しかし私に悪気があるわけではない。

私は『鍼灸』と冠された古書をまずは翻訳すべきだと考えており、『神応経』と題された本書は、本来なら私が翻訳する範疇（はんちゅう）を外れているが、内容は『甲乙経』や『資生経』と同じく、中国鍼灸に大きな影響を与えているため必要と思った。また『臨床論』の教科書に書名だけ記載されていて、内容を読めないのでは学生も不本意と思う。これまで何故、誰も本書を翻訳しなかったのだろうと思うほど簡単な本である。日本人が本書に価値なしと考えていたから翻訳しなかったのかと思うと、出版されてから48年後に本書を持って朝鮮へ行き、再び２００年後に日本で刊行されたところを見ると、重視されていたはずだ。それが何故、誰も価値を認めなくなったのかは、日本の鍼灸レベルが明治以降になって低下し、「鍼灸」と付いた書物の価値が分からなくなったとしか思えない。鍼灸は伝統医学だといいながら、『黄帝内経』と『難経』しか翻訳されていない。その後の流れがないので、私は中国へ行って知ろうとした。『黄帝内経』と『難経』だけでは、唐の時代から現代にワープしているようなもので、鍼灸の伝統が途切れてしまっている。しかも『黄帝内経』はともかく、『難経』には具体的な鍼操作がない。

『難経』のみを崇拝している現代日本では、この『神応経』を読む人がどれだけいるかは謎だが、『難経』しか読まない風潮が、現代人から鍼灸を遠ざけている気がする。柳谷素霊は1回で五十肩を挙がるようにした。私は2回で車椅子の患者を立ち上がらせ、3回で歩けるようにした。そうした効果を目撃すれば現代人も鍼に注目するだろうが、具体的な疾患に対する治療法がない『難経』では、『霊枢』に記載されるような3回で治せる施術ができないので一般民衆が鍼から離れるのも当然だ。『難経』の母子補瀉と募穴のみの施術では、具体的な症状を持つ患者に対応できないだろう。それで中国では母子補瀉のみや合穴のみの施術が廃れて、『鍼灸甲乙経』で疾患別の配穴となり、『銅人腧穴鍼灸図経』で経穴の主治が重視され、それに続く『鍼灸資生経』や『鍼灸大全』、『鍼灸聚英』、『鍼灸大成』と、疾患ごとの経験的な治療配穴が示されて、現代では鍼灸歌賦を中心とした『神応経』を基礎とする中国鍼、そして『難経』の母子補瀉に基づく日本の経絡治療へと分かれた。『神応経』の前は、『鍼灸甲乙経』→『銅人腧穴鍼灸図経』→『鍼灸資生経』があり、それぞれの穴位主治を臨床で試して『神応経』となっている。それには現代の中国鍼灸と同じように、疾患別の治療穴が挙げられている。『難経』の母子補瀉配穴は漠然としており、どんな疾患で何を使うのか門外漢には分からない。それは口伝であろう。『神応経』は、募穴も背兪穴も、下合穴も母子穴も、絡穴も原穴も、郄穴も含めて疾患ごとに配穴されており、また刺鍼する穴位の順序も記載されている。私のやっている北京堂も、こうした鍼灸歌賦に基づいて疾患を施術しているが、また鍼灸歌賦も、時代が下るにつれて少しずつ変化している。その穴位には、どこを狙って刺入しているのか？　鍼尖の到達部位は何処なのか？　などを推理して、疾患ごとに自分流の刺鍼方法を開発すべきだ。そのヒントは、やはり老中医と同じく、『神応経』などの書籍から得たものになる。鍼灸師は本を読まないというが、本を読まないから我流にはまり、疾患に対する施術も根拠がなく、伝統医学のはずである鍼灸が、基礎のない砂上の楼閣になってしまっている。だから『素問』『霊枢』のあと、鍼灸では『鍼灸甲乙経』、『銅人腧穴鍼灸図経』、『鍼灸資生経』、『神応経』から『鍼灸大成』までを読み込んで自分のものにしなければ、鍼をしても三回で著効がなく、『素問』徴四失論篇に書かれているように患者が来ず、廃業するしかなくなるのである。鍼灸学校では免許の取り方しか教えないので、免許を取っただけで開業しても失敗する。それならば伝統医学として『素問』や『霊枢』を読むだけでなく、その後に続く鍼灸書籍も読み続けて、点だった唐代の『素問』や『霊枢』から宋や明への線に繋げてゆかねば、中国鍼は会得できない。

淺野　周

全訳・神応経

砭焫科目（鍼灸科目の目次）

●百穴法歌（百穴の取穴法）

（一）手之太陰経属肺、尺沢肘中約紋是。列缺側腕寸有半、経渠寸口陥脈記。太淵掌後横紋頭、魚際節後散脈裏。少商大指内側尋、爪甲如韮此為美。

手の太陰経は肺に属す。尺沢は肘窩横紋の中。列欠は手首の橈側から一寸半、経渠は寸口で脈の凹みと覚える。太淵は手掌の近位で手関節横紋の端、魚際は中手指節関節の近位で静脈が散る中。少商は親指の橈側を探し、爪甲根部をニラ葉ほど離れると良い。

（二）手陽明経属大腸、食指内側－号商陽。本節前取二間定、本節後勿三間忘。岐骨陥中尋合谷、陽谿腕中－上側詳。三里－曲池下二寸、曲池－曲肘外輔当。肩髃－肩端両骨覓、五分侠孔取迎香。

手陽明経は大腸に属す。人差指の橈側は商陽と呼ぶ。中手指節関節の遠位に二間を取って定め、中手指節関節の近位の三間を忘れるなかれ。第一第二中手骨の間の凹みに合谷を探し、陽渓は手首の中で橈側に明らか。手三里は曲池の下二寸、曲池は肘を曲げた橈骨に当たる。肩髃は肩の端で両骨の間を探し、鼻孔を五分挟んで迎香を取る。

＊原文は「曲池下三寸」。訂正した。○本文は歌だが、訳は歌ではない。

（三）足陽明兮胃之経、頭維－本神寸五分。頬車－耳下八分是、地倉侠吻四分臨。伏兎－陰市上三寸、陰市－膝上三寸鍼。三里－膝下三寸取、上廉－里下三寸主。下廉－上廉下三寸、解谿－腕上繋鞋処。衝陽－陥谷上二寸、陥谷－庭後二寸挙。内庭－次指外間求、厲兌如韮足次指。

足陽明は胃経。頭維は本神から一寸五分。頬車は耳の下八分で、地倉は口角（唇交連）を四分挟んで接する。伏兎は陰市の上三寸、陰市は膝上三寸に鍼。足三里は膝下三寸を取り、上巨虚は足三里の下三寸が主。下巨虚は上巨虚の下三寸、解渓は足首の上でワラジの紐を結ぶ部位。衝陽は陥谷の上二寸、陥谷は内庭の近位二寸を挙げる。内庭は足第二趾の外間に求め、厲兌は足第二趾をニラ葉ほど離れる。

（四）足之太陰経属脾、隠白－大指内角宜。大都－節後白肉際、太白－核骨下陥為。公孫－節後一寸得、商丘－踝下前取之。内踝三寸－三陰交、陰陵－膝内輔下施。

足の太陰経は脾に属す。隠白は足第一趾内側の角が良い。大都は指節間関節の近位で足底との境、太白は中足指節関節の下陥中。公孫は中足指節関節から体幹へ一寸で得て、商丘は内踝の下で前を取る。内踝から三寸は三陰交、陰陵泉は膝内側で脛骨内側顆の下に施す。

（五）手少陰兮心之経、少海－肘内節後明。通里－腕後才一寸、神門－掌後兌骨精。

手少陰は心の経。少海は肘内側で肘関節の近位に明らか。通里は手首から上一寸、神門は手掌の近位で豆状骨が詳しい。

（六）手太陽兮小腸索、小指之端取少沢。前谷－外側本節前、後谿－節後仍外側。腕骨－腕前起骨下、陽谷－兌下腕中得。小海－肘端去五分、聴宮－耳珠如菽側。

手太陽の小腸経、小指の端に少沢を取る。前谷は尺側で中手指節関節の遠位、後渓は中手指節関節の近位でやはり尺側。腕骨は手首の遠位に起こる三角骨の先、陽谷は尺骨茎状突起の先で手首中に得る。小海は肘頭の端を五分離れ、聴宮は豆のような耳珠（じしゅ）の縁。

（七）太陽膀胱何処看、睛明－目眥内角畔。攅竹－両眉頭陥中、絡却－後髪四寸半。肺兪－三椎膈兪七、肝兪九椎之下按。腎兪－十四椎下傍、膏肓－四五三寸算。委中－膝膕約紋中、承山－腨下分肉断。崑崙－踝下後五分、金門－踝下陥中撰。申脈－踝下筋骨間、可容爪甲慎勿乱。

太陽膀胱はどこを見る？　睛明は内眼角の縁。攅竹は両眉頭（まゆがしら）の凹（へこ）み、絡却は後髪際（こうはっさい）から四寸半。肺兪は第三胸椎で膈兪が第七、肝兪は第九胸椎の下を押す。腎兪は第二腰椎下の傍ら、膏肓が第四第五胸椎の間で三寸と計算。委中は膝窩横紋の中、承山は腓腹筋の下で肉が分かれて絶える部位。崑崙は外踝の下で後ろ五分、金門が外踝の下陥中を選ぶ。申脈は外踝の下で筋骨の間、爪が入るほどの凹(へこ)みだから慎重に取って乱れないよう。

（八）少陰腎兮安所覓、然谷－踝前骨下識。太谿－内踝後五分、照海－踝下四分的。復溜－内踝上二寸、向後五分－太谿直。

少陰腎はどこを探す？　然谷は内踝(ないか)の前で骨の下と知る。太渓は内踝の後ろ五分、照海が内踝の下四分。復溜は内踝の上二寸、さらに後ろへ向かって五分で太渓と垂直。

（九）手厥陰兮心包絡、曲沢－肘内横紋作。間使掌後三寸求、内関－二寸始無錯。大陵－掌後両筋間、中衝－中指之端度。

手厥陰は心包絡。曲沢は肘内側の横紋に作る。間使は手掌から上三寸に求め、内関を二寸に始めれば間違いない。大陵が手掌の近位で長掌筋腱と橈側手根屈筋腱の間、中衝が中指の端に測る。

（十）手少陽兮三焦論、小次指間名－液門。中渚－次指本節後、陽池－表腕有穴存。腕後二寸－外関絡、支溝－腕後三寸聞。天井－肘上一寸許、角孫－耳廓開口分。絲竹－眉後陥中按、耳門－耳闕非虚文。

手少陽は三焦を論じる。小指と薬指の間が液門。中渚は薬指で中手指節関節の近位、陽池は手背で手首に穴がある。手首から体幹に二寸は外関の絡穴、支溝が手首から上三寸と聞く。天井は肘の上一寸ほど、角孫が耳介の上で口を開くと分かれる。糸竹空は眉の後ろ陥中を押し、耳門が耳珠の欠けた部分に嘘はなし。

（十一）足少陽胆－取聴会、耳前陥中－分明揣。目上入髪際五分、臨泣之穴於斯在。目窓－泣上一寸存、風池－後髪際中論。肩井－骨前看寸半、帯脈－肋下寸八分。環跳－髀枢尋宛宛、風市－髀外両筋顕。陽陵－膝下一寸求、陽輔－踝上四寸遠。絶骨－踝上三寸従、丘墟－踝前有陥中。臨泣－侠谿後寸半、侠谿－小次岐骨縫。

足少陽胆経は聴会を取るが、耳前の凹みが明らかな部位を押す。目の上で髪際を五分入れば、そこに頭臨泣の穴位がある。目窓は頭臨泣の上一寸にあり、風池が後髪際の中を論じる。肩井は肩甲棘の前一寸半を見て、帯脈は第十一肋骨の下一寸八分。環跳は大転子の凹みを探し、風市が大腿外側で陽脛靭帯と大腿二頭筋の間に顕著。陽陵泉は膝の下一寸を求め、陽輔が外踝の上四寸と遠い。絶骨は外踝の上三寸に従い、丘墟が外踝の前の凹み。足臨泣は侠渓から上に一寸半、侠渓は足第五趾と第四趾が分かれる骨の水掻き。

（十二）厥陰肝経－果何処、大敦－母指有毛聚。行間－骨尖動脈中、太衝－節後有脈据。中封－一寸内踝前、曲泉－紋頭両筋著。章門－臍上二寸量、横－取六寸看両傍。期門－乳傍一寸半、直下寸半二肋詳。

厥陰肝経は果たして何処？　大敦は足第一趾で毛の聚まり。行間は分かれた骨の尖端で動脈中、太衝が中足指節関節の体幹寄りの動脈に基づく。中封は内踝の前一寸、曲泉が膝窩横紋の端で薄筋と半膜様筋の間。章門は臍の上二寸を量り、横に六寸を取って両側を見る。期門は乳頭の傍ら一寸半で直下に一寸半、乳頭から二番目の肋間に明らか。

（十三）督脈水溝－鼻柱下、上星－入髪一寸者。百会－正在頂之巓、風府－後髪一寸把。瘂門－後髪際五分、大椎－第一骨上存。腰兪－二十一椎下、請君子細詳経文。

督脈は水溝で鼻柱（鼻中隔）の下、上星が髪際を一寸入る。百会は頭頂の最高部、風府が後髪際から一寸。瘂門は後髪際から五分、大椎が第一胸椎の上にある。腰兪は仙骨裂孔の下、君子は細かく経文を調べる。

（十四）任脈－中行居腹、関元－臍下三寸録。気海－臍下一寸半、神闕－臍中随所欲。水分－臍上一寸求、中脘－臍上四寸取。膻中－両乳中間索、承漿－宛宛唇下捜。

任脈は腹の正中線にある。関元は臍下三寸を取る。気海は臍下一寸半、神闕が臍中。水分は臍の上一寸に求め、中脘が臍の上四寸を取る。膻中は両乳の中間を探し、承漿は唇の下の凹みを捜す。

●折量法（骨度法）

臣瑾曰、夫鍼灸之術、其旨微矣。穴法之訛、其来遠矣。如背兪、膏肓数穴、皆起死回生之要穴、而折量分寸ー皆致訛謬。臣獲善同陳先生親授、一穴一法、毫厘有拠。且如背兪、前賢書中皆云、侠脊各寸半是、共折三寸、分両傍取之。殊不知言ー夾脊、其夾字是除骨而言。若帯脊骨、当以両傍各二寸、共折四寸、分両傍。又如膏肓二穴、当除第一椎小骨不算、若連第一椎、数下当在五椎下、両傍各三寸半、共折七寸、分両傍。按其酸疼処、乃是真穴。臣、毎依此灸療、多獲痊癒。又折量之法、世俗盗学妄伝、自頭部、背部、手足部、一概用同身寸量之。殊不知ー頭部有頭部之尺寸、腹部有腹部之尺寸、横直尺寸ー倶不同、各有其要。惟ー背部手足部、並用同身寸取之。学者於茲不可不注意焉。故ー書此以正之。

劉瑾は「鍼灸の術は、意味が微妙。取穴法の間違いだが、その由来は古い。例えば背兪で、膏肓などの数穴は、いずれも起死回生の要穴であるが、その取穴法が誰しも間違っている。私は、うまいこと陳会(ちんかい)先生に自ら授けられ、一穴一法の部位に根拠がある。背兪などは、いずれの書物でも棘突起を挟んで一寸半ずつが正しく、合わせて三寸、両側に分けて取るという。しかし〝夾脊〟というが、その〝夾〟という字は棘突起を除いていったものだとご存知ない。もし棘突起を含めたら両側二寸ずつ、全部で四寸を両側に分ける。また膏肓二穴を取るときには、第一胸椎を含めない。もし第一胸椎からならば、下に数えて第五胸椎の下、両側三寸半ずつ、全部で七寸、これを両側分ける。押してだるく痛ければ、そこが本当の穴である」という。私は、毎回これに基づいて灸治療し、だいたい治癒している。また骨度法は世の中で、盗んだりデタラメを伝えたりで、頭部から背部、手足部まで一概(いちがい)に同身寸(どうしんすん)を使って測っている。しかし頭部には頭部の尺寸があり、腹部には腹部の尺寸があり、横と縦の尺寸などバラバラで、それぞれの基準がある。ただ背部と手足の部分は、同身寸も使って取穴する。学ぶ者は、これに注意しないわけにゆかない。だから、この書によって正す。

*この背骨の中央から二寸説は『鍼灸資生経』の誤りを引き継いだもの。やはり一寸五分が正しい。後世にも二寸説を引き継いだ鍼灸書がある。しかし施灸ならば二寸説のほうが有効と思われる。刺鍼で二寸は危険。

(一) 頭部

前髪際至後髪際、折作十二節、為一尺二寸。前髪際不明者、取眉心上行三寸。後髪際不明者、取大椎上行三寸。前後髪際不明者、共折作一尺八寸。

横寸、以眼内眥角比至外眥角為一寸。頭部横寸、並用此法。

神庭至曲差、曲差至本神、本神至頭維、各一寸半。自神庭至頭維、共四寸半。

前髪際(ぜんはっさい)から後髪際(こうはっさい)までは十二等分され、一尺二寸とする。前髪際が不明ならば、眉の中心の上三寸を前髪際とする。後髪際が不明ならば、大椎の上三寸を後髪際とする。前後の髪際が不明ならば、眉の中心から大椎までを一尺八寸とする。

横寸は、内眼角(ないがんかく)から外眼角(がいがんかく)を一寸とする。頭部の横寸も、これに倣(なら)う。

神庭から曲差、曲差から本神、本神から頭維は、それぞれ一寸半とする。神庭から頭維まで、全部で四寸半。

(二) 背部

大椎穴下至尾骶、共二十一椎、通折作三尺。上七椎、毎椎一寸四分一厘、共九寸八分七厘。中七椎、毎椎一寸六分一厘(十四椎与臍平)、共二尺一寸一分四厘。下七椎、毎椎一寸二分六厘。

第二行、侠脊各寸半。除脊一寸、共折作四寸、分両傍。

第三行、侠脊各三寸。除脊一寸、共折作七寸、分両傍。

大椎穴から尾骨まで、全部で二十一椎、これを三尺とする。上の七胸椎は、各胸椎が一寸四分一厘ずつ、全部で九寸八分七厘。中の七椎は、胸椎と腰椎は各椎が一寸六分一厘ずつ(第二腰椎は臍と水平）、上の七胸椎と合わせ、全部で二尺一寸一分四厘。下の七椎は、腰椎と仙椎が、それぞれ一寸二分六厘ずつとする。

二行線（にこうせん）は、背骨を挟んで一寸半ずつ。棘突起の一寸を除くので全部で四寸、それを両側に分ける。

三行線（さんこうせん）は、背骨を挟んで三寸ずつ。棘突起の一寸を除くので全部で七寸、それを両側に分ける。

＊これも『鍼灸資生経』の誤りを継承している。棘突起の一寸は除かないのが正しい。灸では二寸を取るほうが良い。鍼灸書の「去」を取り除くと誤解している。逆に刺鍼では棘突起の両側一寸が効果的だし、安全である。

（三）腹部

横寸。膺部腹部並用。乳間横折作八寸、腹部応有横寸。悉依上法。

直寸。中行、心蔽骨下至臍、共折作八寸。人若無心蔽骨者、取岐骨下至臍心、共折九寸取之。臍中至毛際横骨、折作五寸。天突至膻中為準、折作六寸八分。下行一寸六分、為中庭。上取天突、下至中庭、共折作八寸四分。

横寸。前胸部と腹部は同じ。乳頭間の横幅を八寸とし、腹部の横寸にも使う。ほかは前の法に従う。

縦寸。中行は、剣状突起の下から臍までが、全部で八寸。もし剣状突起がなければ、胸骨体の下から臍までを九寸として取る。臍中（さいちゅう）から陰毛際の恥骨までが五寸。天突から膻中までを基準とし、それが六寸八分。膻中の下一寸六分を中庭とする。上の天突から下の中庭まで、全部で八寸四分とする。

*現在の骨度法と異なるが、そう書いてある。

(四) 手足部

併用同身寸取之。

これも同身寸で取る。

●補瀉手法

臣瑾曰、夫−鍼灸有劫病之功者、在於手法而已。倘穴不得其真、功罔奏矣。穴得真矣、補瀉不得其道、亦徒然矣。宏綱先生有曰、世俗所謂−補瀉之法、補者以大指向外、瀉者以大指向内、此謬之甚矣。世医之所謂瀉、鍼法之所謂補也。其補者、鍼法之所謂瀉也。殊不知補瀉之法。体之左有左補瀉之法、右有右補瀉之法、随気血所行而治之。不合其理、孰為其治。又曰−素問内言、鍼而不灸、灸而不鍼。庸医−鍼而復灸、灸而復鍼。後之医者、不明−軒岐之道、鍼而復灸、灸而復鍼者有之。殊不知−書中所言某穴在某処、或鍼幾分、灸幾壮、此言−若用鍼当用幾分、若用灸当灸幾壮。謂其穴灸者−不可復鍼、鍼者不可復灸。今之医者、凡灸、必先灸三壮乃用鍼、復灸数壮、謂之−透火艾之説。是不識ー書中之意、不明ー軒岐之旨、深可慨也。伝曰、愚而好自用、良有以也。昔、宏綱先生ー亦常言惟腹上用鍼、随灸数壮、以固其穴、亦可。他処忌之。不可以一例用之。此医家権変之説也、不可不知。

劉瑾（りゅうきん）は「鍼灸には病を奪う効果があるが、それは手法を使って治す。もし取穴が間違っていれば効果がない。正しく取穴しても、補瀉が間違っていれば無駄である。陳会（ちんかい）先生の言葉に〝世の中でいう『補瀉の法』とは、補では親指を前に押し、瀉なら親指を内（手前）に引くが、これは非常に間違っている。世の医者のいう瀉は鍼法の補であり、補が鍼法の瀉である。つまり補瀉の法を知らない。身体の左半身には左半身の補瀉法があり、右半身では右半身の補瀉法があって、気血の循環に基づいて治療する。その理屈に合わないのに、どうして治療できようか？　また『素問』に〝鍼而不灸、灸而不鍼〟とある。藪医者は、鍼したうえに施灸し、灸したあとに鍼する。後世の医者は『内経』を知らないから、鍼したうえに施灸し、灸したあとで刺鍼する。書物の中に〝某穴は某処にあり、鍼は何分、灸は何壮〟とあるが、これは〝鍼を使うなら何分、施灸するなら何壮〟という意味だと知らない。その穴位に施灸したら鍼せず、鍼したら灸しない。今の医者は、灸とあれば、必ず灸三壮してから鍼し、さらに何壮も施灸して、それを〝艾の火を体内に浸透させる説〟という。これは書物の意味を知らず、『内経』の意味が解ってないからで、嘆（なげ）かわしい。言い伝えで〝馬鹿は自己流を好む〟というが、そのとおりだ。昔、陳会先生も〝腹上だけは鍼したうえに何壮か施灸して、その穴位を固めても良い。他の部位はダメである〟と常々おっしゃっていた。この一例を他にも用いてはダメである。これは医者の応用の説であり、知らぬわけにゆかない」という。

＊宏綱とは陳会の別名。「殊不知」の原文は「孰不知」だが、訂正した。「鍼而不灸、灸而不鍼」は『素問』にない。『備急千金要方』や『鍼灸資生経』にある。「愚而好自用」は『礼記』中庸の引用。

(一) 瀉訣直説

臣瑾曰、昔、宏綱先生授曰‐取穴既正、左手大指掐其穴、右手置鍼於穴上、令患人欬嗽一声、随欬納鍼、至分寸。倶数穴鍼畢、停少時、用右手大指及食指持鍼、細細動揺、進退搓撚其鍼、如手顫之状、謂之催気。約行五六次、覚鍼下気緊、却用瀉法。

如鍼左辺、用右手大指食指持鍼、以大指向前、食指向後、以鍼頭軽提往左転。如有数鍼、倶依此法。倶転畢、仍用右手大指食指持鍼、却用食指‐連搓三下、謂之飛。仍軽提往左転、略退鍼半分許、謂之‐三飛一退。依此法行至五六次、覚鍼下沈緊、是気至極矣。再軽提往左転一二次。

如鍼右辺、以左手大指食指持鍼、以大指向前、食指向後、依前法連搓三下、軽提鍼頭往右転‐是鍼右辺瀉法。欲出鍼時、令病人欬一声、随欬出鍼、此謂之瀉法也。

劉瑾(りゅうきん)は「昔、陳会(ちんかい)先生が〝①正確に取穴したら、左手親指の爪先で穴位を押さえ、右手で穴位の上に鍼を置き、患者に咳を一声(ひとこえ)させて、咳と一緒に切皮して必要な深さに刺入する。②数穴の刺鍼が終わったら、鍼を少し停(と)め、右手の親指と人差指で鍼を持ち、その鍼を細かく揺らし、上下させ、左右に捻り、鍼を持つ手を顫動させるようにするが、それを催気と呼ぶ。③これを五～六回おこない、鍼下が締めつけられたと感じたら瀉法する。

左半身に刺鍼するときは、右手の親指と人差指で鍼を持ち、親指を前に押し、人差指を後ろへ引いて、鍼柄を軽く引き上げて左転する。このように何度か操作して左転が終わったら、やはり右手の親指と人差指で鍼を持ち、今度は人差指で連続して三回捻るが、これを飛と呼ぶ。その後やはり軽く引き上げて左転し、鍼を半分ほど引き抜くが、これを三飛一退と呼ぶ。この方法を五～六回おこない、鍼下が締め付けて重くなったと感じたら気が最高まで至っている。さらに軽く引き上げて一～二回左転する。

右半身に刺鍼するときは、左手の親指と人差指で鍼を持ち、親指を前に押し、人差指を後ろに引いて、前の方法で連続三回捻り、鍼柄を軽く引き上げて右転させるのが右半身における鍼の瀉法である。抜鍼する時は、病人に一声咳をさせ、その咳と一緒に抜鍼するのが瀉法である〟といわれた」という。

(二) 補訣直説

臣瑾曰、昔、宏綱先生授曰‐凡人有疾、皆‐邪気所湊。雖‐病人痩弱、不可専行補法。経曰、邪之所湊、其気必虚。如患‐赤目等疾、明見‐其為邪熱所致、可専行瀉法。其餘諸疾、只宜平補平瀉。須

-先瀉後補、謂之-先瀉其邪、後補真気。此乃-先生不伝之秘訣也。如-人有疾、依前法鍼、用手法-催気、取気。瀉之既畢、却行補法。令病人吸気一口、随吸転鍼。如鍼左辺、撚鍼頭転向右辺。以我之右手大指食指持鍼、以食指向前、大指向後、仍撚鍼深入一二分、使-真気深入肌肉之分。

如鍼右辺、撚鍼頭転向左辺、以我之左手大指食指持鍼、以食指向前、大指向後、仍撚鍼深入一二分。如有数穴、依此法行之。既畢、停少時、却用手指於鍼頭上-軽弾三下。如此三次、仍用我之左手大指食指持鍼、以大指-連搓三下、謂之飛。将鍼深進一二分、以鍼頭転向左辺。謂之一進三飛。依此法行至五六次、覚-鍼下沈緊、或-鍼下気熱、是-気至足矣。令-病人吸気一口、随吸出鍼、急以-手按其穴、此謂之補法也。

劉瑾（りゅうきん）は「昔、陳会（ちんかい）先生が〝人が発病していれば、すべて邪気が集まっている。だから病人が弱っていても、補法だけをしてはならない。『内経』は〝邪が集まれば、そこの正気は必ず虚す〟という。もし結膜炎などの疾患ならば、それは邪熱によるものと明らかなので瀉法のみする。他の疾患は平補平瀉が良い。つまり、まず邪を瀉した後で正気（せいき）を補う、これを〝先に邪を瀉して、後で真気を補う〟という。これは先生が伝えていない秘訣（ひけつ）である。だから人に疾患があれば、前の方法で刺鍼し、手法を使って気を催（もよお）させて（得気（とっき）させること）、邪気を取る。瀉法が終わってから補法する。これは病人に一口吸気させ、吸気と一緒に鍼を回す。左半身に刺鍼するならば、鍼柄を右に捻る。自分の右手の親指と人差指で鍼を持ち、人差指を前に押し、親指を後ろに引いて、鍼を捻りながら一～二分の深さに入れ、真気を肌肉の深さに入れる。

右半身に刺鍼するときは、鍼柄を左に捻る。自分の左手の親指と人差指で鍼を持ち、人差指を前に押し、親指を後ろに引いて、やはり鍼を捻りながら一〜二分の深さに入れる。この法で数穴に操作する。終われば少し鍼を停め、指で鍼柄を三回ほど軽く弾く。これを三度繰り返し、やはり自分の左手の親指と人差指で鍼を持ち、親指を連続三回捻る、これを飛と呼ぶ。鍼を一〜二分の深さほど進め、鍼柄を左に捻る。これを一進三飛と呼ぶ。この方法で五〜六回運鍼し、鍼下が重く締め付けたり、鍼下が気で熱くなれば、気が至る状態に足りている。病人に一口吸気させ、吸気と一緒に抜鍼し、すぐに手で鍼孔を塞ぐが、これを補法と呼ぶ」という。

●穴法図〔取穴法の図〕

○頭身部〔頭部と体幹部〕

（一）百会。在 - 頂中陥中、容豆許。去 - 前髪際五寸、後髪際七寸。灸七壮至七七。

百会。頭頂中の陥中、小豆を容れるほどの凹みがある。前髪際から五寸、後髪際から七寸。

灸を七壮から七×七壮（七壮を七日）。

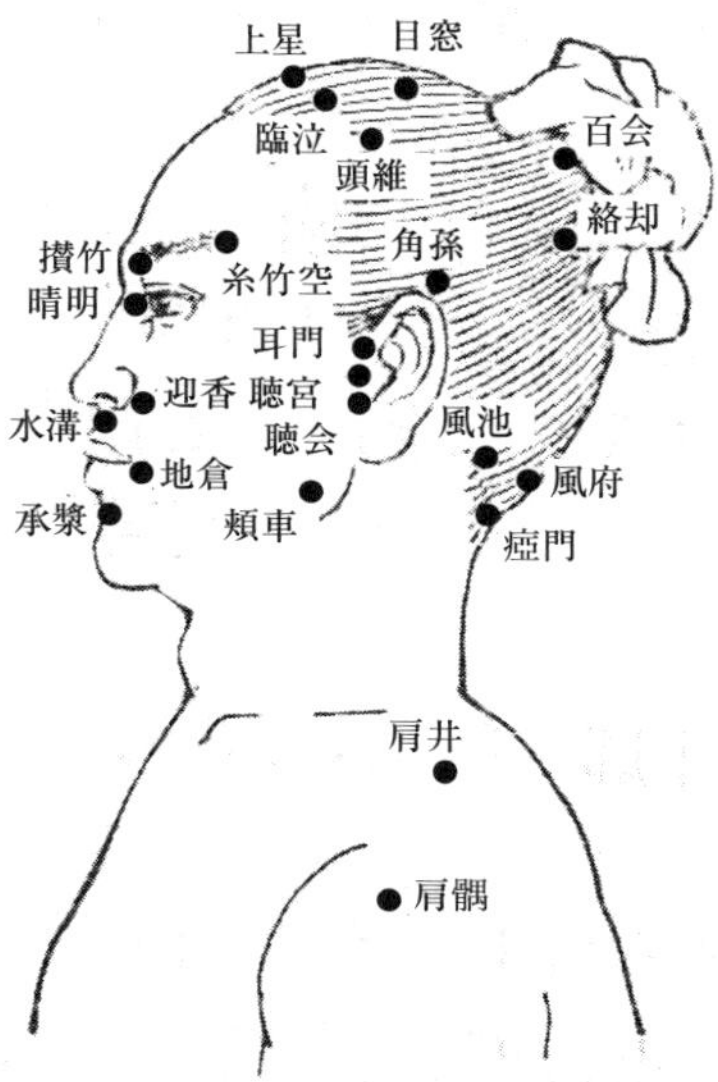

（二）上星。在鼻上-入髪際一寸。鍼三分、以細三稜鍼-泄諸陽気、熱気。可灸七壮、不宜多。若頻灸、抜気上、目不明。

上星。鼻の上で、髪際を一寸入る。鍼三分、細い三稜鍼（さんりょうしん）で刺せば、各経の陽気や熱気を瀉す。灸七壮まで、多いと悪い。もし頻繁に施灸すると、抜くべき気が上がり、視野が暗くなる。

（三）目窓。在臨泣後一寸。灸五壮、鍼三分。三度刺、目大明。

目窓。頭臨泣の後ろ一寸。灸五壮、鍼三分。三度刺せば、視野が明るくなる。

（四）臨泣。在目上、直入髪際五分陥中。鍼三分、灸五壮。

頭臨泣。目の上で、直上に髪際を五分入った陥中。鍼三分、灸五壮。

（五）風府。在項後－髪際上一寸、大筋内、宛宛中。鍼四分、禁灸。灸之使人失音。或七壮。
風府。後頸部の後ろで、髪際の上一寸、僧帽筋内側の凹み。鍼四分、灸はダメ。灸すると声が出なくなる。あるいは七壮。

（六）瘂門。在項後－入髪五分、宛宛中。仰頭取之。鍼三分、禁灸、灸之令人瘂。
瘂門。後頸部の後ろで、髪際を五分入った凹み。上を向いて取る。鍼三分、灸はダメ、灸すると声が出なくなる。

（七）風池。在脳空下－髪際陥中。鍼一寸二分。灸不及鍼、日七壮、至百壮。炷不用大。
風池。脳空の下で、髪際の凹み。鍼一寸二分。灸は鍼に及ばないが一日七壮、百壮になるまですえる。艾炷を大きくしない。

（八）絡却。在脳後－髪際上両傍起肉上、各一寸三分。脳後－枕骨侠脳戸、自髪際上四寸半。鍼三分、灸三壮。
絡却。後頭部で髪際の上、両側の側頭筋の起始部から上に一寸三分ずつ。後頭部の後頭骨で脳戸を挟み、髪際から上に四寸半。鍼三分、灸三壮。

（九）角孫。在耳廓中間上、開口有空。鍼八分、灸三壮。
　角孫。耳介の中間の上で、口を開くと凹む。鍼八分、灸三壮。

（十）肩井。在缺盆上、大骨前寸半。以ｰ三指按、当中指之下ｰ陥中。止可五分。若深ｰ令人悶倒、速三里下気。
　肩井。欠盆の上で、肩甲棘の前一寸半。人差指、中指、薬指の三指で押さえると、中指尖端の当る下陥中。刺入は五分で止める。もし深ければ悶絶するが、それには直ちに足三里で気を下げる。

（十一）肩髃。在肩端ｰ両骨間、有陥ｰ宛宛中。挙臂取之。鍼八分、灸五壮。可日七至二七。
　肩髃。肩の端で、肩峰と上腕骨の間、凹（へこ）みのある窪（くぼ）みの中。腕を挙げて取穴する。鍼八分、灸五壮。一日七壮、二×七壮まですえてよい。

（十二）睛明。在目眥内角。鍼寸半。雀目者、可久留鍼、然後速出。禁灸。
　睛明。内眼角にある。鍼一寸半。鳥目（とりめ）ならば、久しく留鍼（りゅうしん）したあと速抜（そくばつ）する。灸はダメ。

（十三）攢竹。在両眉頭-小陥、宛宛中。三分、三度刺、目大明。宜鋒鍼出血。

攢竹。両眉頭（まゆがしら）の小さな凹（へこ）みの中。三分刺入、三度刺せば、視野が明るくなる。鋒鍼（ほうしん）で出血させても良い。

（十四）絲竹空。在眉後陥中。鍼三分、宜瀉不宜補。禁灸、灸之使人目小-無所見。

糸竹空。眉の後ろ陥中。鍼三分、瀉法が良くて補法は悪い。灸はダメ、施灸すると目が小さくなって見えなくなる。

（十五）頭維。在額角-入髪際。本神傍寸半。取-曲鬢一寸。鍼三分、禁灸。

頭維。額角（がっかく）で髪際を入る。本神の傍ら一寸半。曲鬢から一寸を取る。鍼三分、灸はダメ。

（十六）迎香。在鼻孔傍五分。鍼三分、不灸。

迎香。鼻孔（びこう）の傍ら五分。鍼三分、施灸しない。

（十七）頬車。在耳下八分、近前。曲頬端上陥中。鍼四分、灸日七壮、至七七。

頬車。耳の下八分で、前に近い。下顎角（かがくかく）の端の上陥中。鍼四分、灸は一日七壮、七×七壮まで。

（十八）聴会。在耳微前陥中。上関下一寸、動脈宛宛中。開口取之。鍼七分、不補。日五壮、止三七壮。

聴会。耳の少し前陥中。上関の下一寸で、動脈の凹み。口を開いて取穴する。鍼七分、補法しない。一日五壮、三十七壮まで。

（十九）聴宮。在耳中珠子、大如赤小豆。鍼三分、灸三壮。

聴宮。大きさが赤小豆（あかあずき）ぐらいの耳珠（じしゅ）の中央。鍼三分、灸三壮。

（二十）耳門。在耳中起肉－当耳缺陥中。鍼三分。禁灸、有病不過三壮。

耳門。耳中で起きる肉である耳珠（じしゅ）の欠損した前切痕（ぜんせっこん）の中央。鍼三分。灸はダメ、病があっても三壮以内にする。

（二十一）地倉。在夾口吻四分之外、近下有脈－微微動、是也。鍼三分半、灸日七、二七、重者七七。

地倉。口角の外側四分、近くの下に動脈があって、わずかに動く場所。鍼を三分半刺入、灸は一日七壮で、二×七壮まで。重症なら七×七壮まで。

（二十二）水溝。在鼻柱下ー溝中央。鍼四分、灸不及鍼。水腫ー惟得鍼此。日三壮、止二百壮。

水溝。鼻中隔の下で、人中溝の中央。鍼四分、灸は鍼に及ばない。浮腫には、ここにのみ刺鍼する。灸は一日三壮、二百壮になれば止める。

（二十三）承漿。在頤前、唇稜下ー宛宛中。鍼三分。灸日七壮、止七七。炷依ー小箸頭大。

承漿。オトガイの前で、唇の下の凹み。鍼三分。灸は一日七壮、七×七壮で止める。艾炷は小箸の先端の大きさ。

（二十四）膻中。在乳両間、折中而取之、有陥是穴。仰而取之。禁鍼。灸七壮、止七七。

膻中。両乳頭間で、中点を取る。凹んだ部位が穴位である。上を向かせて取穴する。鍼をしてはならない。灸七壮、七×七壮で止める。

（二十五）期門。在乳傍一寸半、直下又一寸半。第二肋端、縫中。其寸ー用胸前寸折量。鍼四分、灸五壮。

期門。乳の傍ら一寸半で、その直下また一寸半。乳から二番目の肋骨の端で、隙間の中。その寸は胸の前寸（両乳間を八寸）として測る。鍼四分、灸五壮。

*『銅人腧穴鍼灸図経』には「不容の傍ら一寸五分、両乳と垂直な二番目の肋骨の端」とある。

（二十六）中脘。去蔽骨尖四寸、下至臍四寸。鍼八分。灸二七至百壮、止四百壮。

中脘。剣状突起の尖端から四寸、下の臍まで四寸。鍼八分。灸は二×七から百壮、四百壮になれば止（や）める。

（二十七）水分。在臍上一寸。水病灸之、大良。禁鍼。鍼-水尽即死。鍼八分。灸七壮、至四百壮。

水分。臍の上一寸。浮腫に施灸すると大変良い。鍼をしてはならない。鍼をすると水が尽きて死ぬ。鍼八分。一日に灸七壮、四百壮になるまですえる。

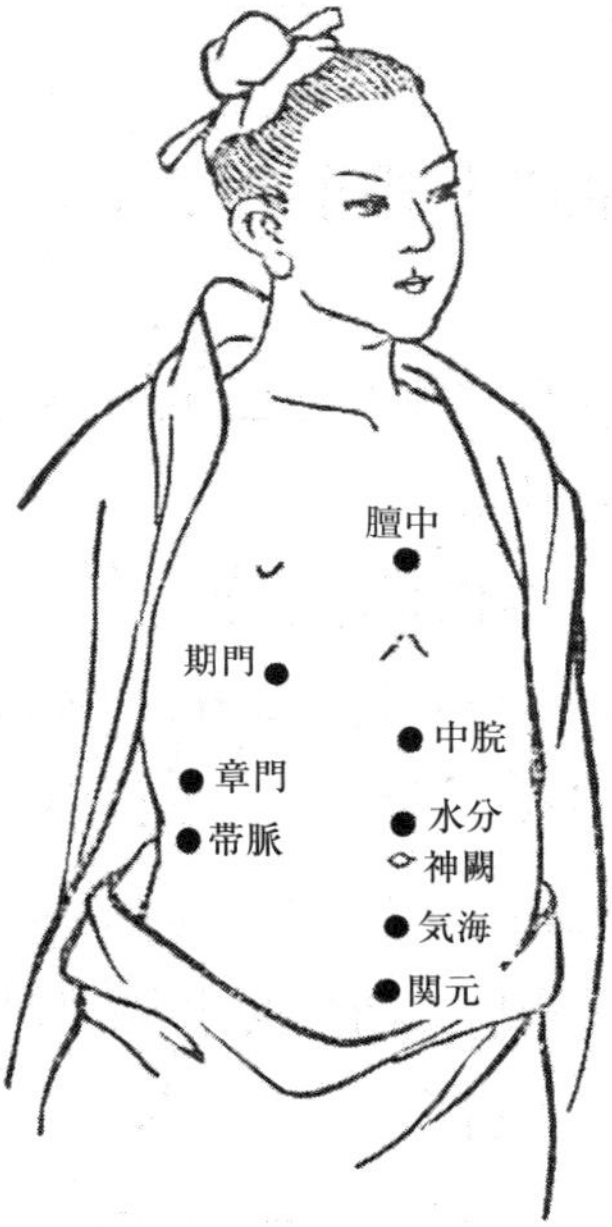

（二十八）章門。在臍上二寸、両傍各六寸。其寸、用胸前両乳間-横折八寸、内之六寸。側臥-屈上足、伸下足、取動脈。灸日七壮、至二七壮。

章門。臍の上二寸、その両傍ら六寸ずつ。その寸は、前胸部の両乳間の横幅を八寸とし、その内の六寸。側臥位（そくがい）で、上の足を屈し、下の足を伸ばして、動脈を取る。灸は一日七壮、二×七壮まで。

*これも『鍼灸甲乙経』や『銅人腧穴鍼灸図経』と違っている。

（二十九）帯脈。在季肋下一寸八分。臍上二分、両傍各七寸半。鍼六分、灸七壮。

帯脈。第十一肋骨の下一寸八分。臍の上二分、その両傍ら七寸半ずつ。鍼六分、灸七壮。

*これも『鍼灸甲乙経』や『銅人腧穴鍼灸図経』と違っている。

（三十）神闕。当-臍中。禁刺。刺之使人-臍中瘍、潰-屎出者死。灸百壮。

神闕。臍中（さいちゅう）である。刺鍼してはならない。刺せば臍が潰瘍になり、潰瘍が潰れて便が出れば死ぬ。灸百壮。

（三十一）気海。当-臍下一寸半宛宛中。鍼八分、灸百壮。

気海。臍の下一寸半の凹（へこ）み。鍼八分、灸百壮。

（三十二）関元。在臍下三寸。自臍心至横骨、通折五寸。鍼八分、灸百壮至三百。灸不及鍼。

関元。臍の下三寸。臍の中心から恥骨までを五寸とする。鍼八分、灸は百壮から三百壮。灸の効果は鍼に及ばない。

（三十三）大椎。在脊骨第一椎上陥者宛宛中。人髪不明者、従此穴上行三寸。鍼五分、灸以年為壮。

大椎。背骨で第一胸椎の上の凹み。髪がなければ、この穴から上に三寸が髪際である。鍼五分、年齢を壮数とする。

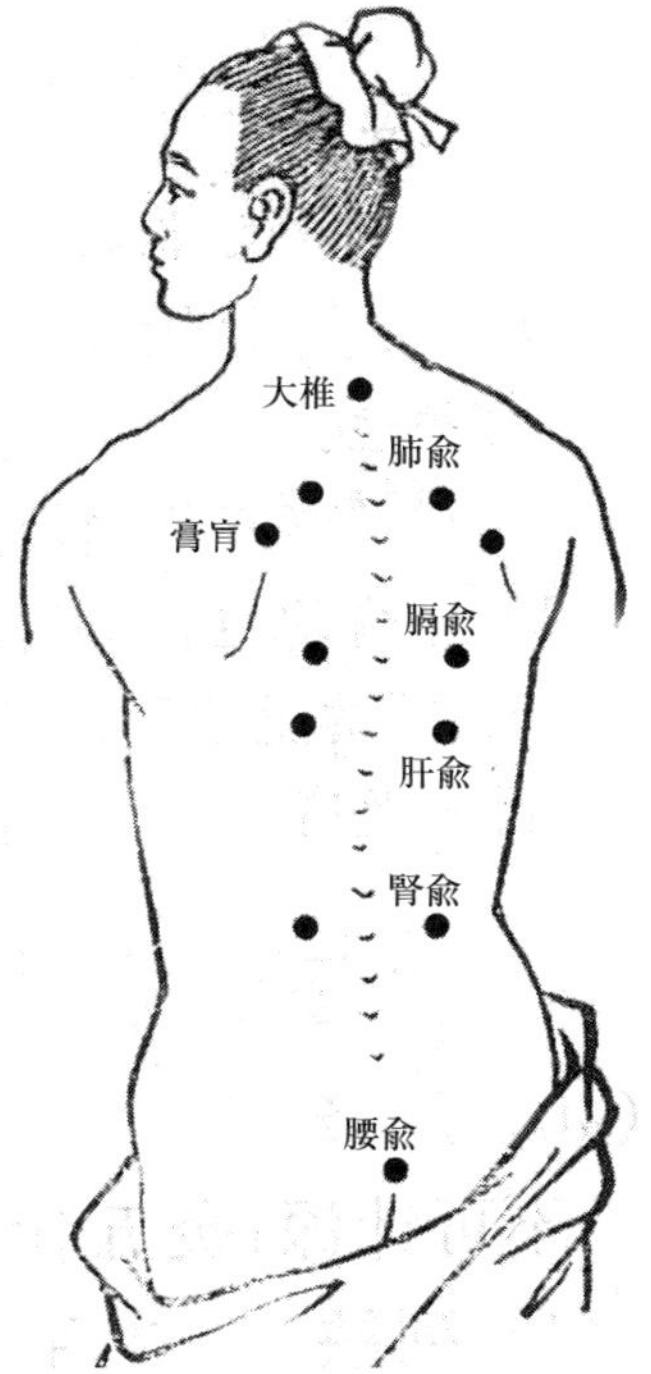

（三十四）肺兪。在第三椎下、両傍各二寸。灸百壮。鍼中之、二日卒。

肺兪。第三胸椎の下から両傍らに二寸ずつ。灸百壮。鍼が肺に中（あた）ると、二日で死ぬ。

（三十五）膈兪。在第七椎下、両傍各二寸。灸百五壮。

膈兪。第七胸椎の下から両傍らに二寸ずつ。灸百五壮。

（三十六）肝兪。在第九椎下、両傍各二寸。灸七壮。鍼中之、五日卒。

肝兪。第九胸椎の下から両傍らに二寸ずつ。灸七壮。鍼が肝に中(あた)ると五日で死ぬ。

（三十七）腎兪。在第十四椎下、与臍平。両傍各二寸。灸以年為壮。鍼中之、六日卒。

腎兪。第二腰椎の下、つまり臍と水平。その両傍らに二寸ずつ。年齢を壮数とする。鍼が腎に中ると六日で死ぬ。

（三十八）膏肓。在第五椎下、両傍各三寸半。四肋三間。去胛骨容側指許。灸百壮、止一千。

膏肓。第五胸椎の下から両傍らに三寸半ずつ。肩甲骨内縁に四つの肋骨があり、三つの肋間の中間。腕を挙げて肩甲骨を避(よ)けると、指が入るほどの凹(へこ)みがある。灸百壮、千壮で止(や)める。

（三十九）腰兪。在二十一椎下。自大椎至此、折三尺。舒身、以腹挺地、両手相重支額、縦四体、後乃取之。鍼八分。灸七壮至七七。

腰兪。第四仙椎の下。大椎から腰兪までを三尺とする。身体を伸ばし、腹を真っ直ぐに地面に着け、両手で等しく額を支え、四肢を緩めた後で取穴する。鍼八分。灸は七壮から七×七壮まで。

○寅・手太陰肺経

（四十）尺沢。在肘中－約紋上、両筋間、動脈。鍼三分、不可鍼深。灸五壮。

尺沢。肘窩で横紋の上、上腕二頭筋と腕橈骨筋の間、動脈。鍼三分、深刺してはならない。灸五壮。

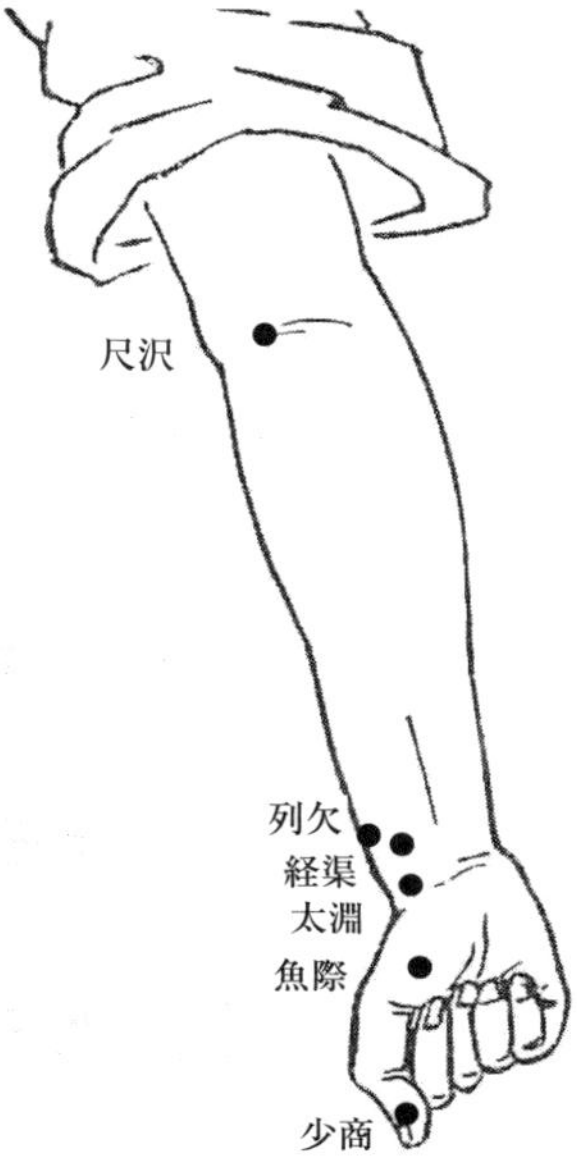

（四十一）列缺。在手側－腕上寸半。以手交－中指頭末、両筋両骨罅中。鍼三分、灸七七壮。

列欠。手の橈側で、手首から体幹に一寸半。両手の合谷を向かい合わせに交叉させ、中指尖端が中（あた）る部位。長母指外転筋腱と短母指伸筋の隙間で、橈骨の溝。鍼三分、灸七×七壮。

(四十二) 経渠。在寸口陥中、動脈応手。鍼二分、禁灸。

経渠。寸口の陥中で、動脈が触(ふ)れる。鍼二分、灸はダメ。

(四十三) 太淵。在掌後ー内側、横紋頭、動脈。鍼二分、灸三壮。

太淵。手掌の近位で橈側、手関節横紋の端、動脈拍動部。鍼二分、灸三壮。

(四十四) 魚際。在大指ー本節後、白肉際。鍼三分。

魚際。親指の中手指節関節の近位、手掌との際。鍼三分。

(四十五) 少商。在手大指内側、去ー爪甲如韮葉。鍼一分。禁灸。可鋒鍼。

少商。手の親指の橈側、爪甲根部(そうこうこんぶ)をニラ葉ほど離れる。鍼一分。灸はダメ。鋒鍼(ほうしん)を使っても良い。

○卯・手陽明大腸経

(四十六) 商陽。在手大指次指内側、去ー爪甲角如韮葉。鍼一分。灸三壮。

商陽。手の人差指橈側で、爪甲根部の角をニラ葉ほど離れる。鍼一分。灸三壮。

（四十七）二間。在手大指次指‐本節前、内側陥中。鍼三分。灸三壮。

二間。手の人差指で、中手指節関節の遠位、橈側陥中。鍼三分。灸三壮。

（四十八）三間。在手大指次指‐本節後、内側陥中。鍼三分。灸三壮。

三間。手の人差指で、中手指節関節の近位、橈側陥中。鍼三分。灸三壮。

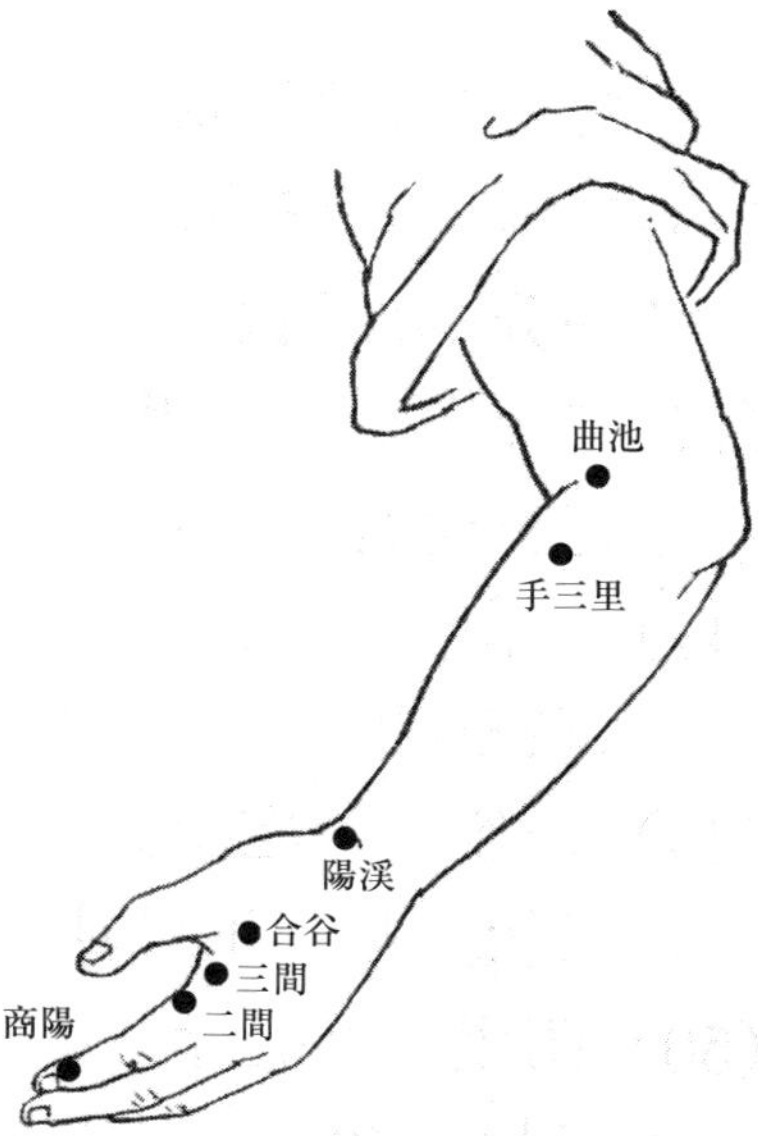

（四十九）合谷。在手大指次指‐岐骨間陥中。鍼三分。灸三壮。孕婦‐不可鍼。

合谷。手の人差指で、親指と二股（ふたまた）になった骨の間陥中。鍼三分。灸三壮。妊婦には刺鍼しない。

（五十）陽谿。在手腕中‐上側、両筋間陥中。鍼三分、灸三壮。

陽渓。手首の中で手背側、長母指伸筋腱と短母指伸筋腱の間陥中。鍼三分、灸三壮。

（五十一）手三里。在曲池下二寸。按之肉起、兌肉端。鍼三分、灸三壮。

手三里。曲池の下二寸。手で押すと肉が盛り上がるが、その盛り上がった肉の端。鍼三分、灸三壮。

＊原文は「曲池下三寸」だが『鍼灸大成』に基づいて改めた。

（五十二）曲池。在肘外－輔骨、曲肘－横文頭陥中。拱胸取之。鍼七分。灸七壮、可日七至二百。

曲池。肘の伸側で橈骨、肘を曲げ、横紋の端陥中。腕を胸の前に組んで取穴する。鍼七分。灸七壮、一日七壮から二百壮まですえてよい。

○辰・足陽明胃経

（五十三）伏兎。在陰市上三寸、循起肉、坐而取之。鍼三分、禁灸。

伏兎。陰市の上三寸、大腿直筋に沿わせ、腰掛けて取穴する。鍼三分、灸はダメ。

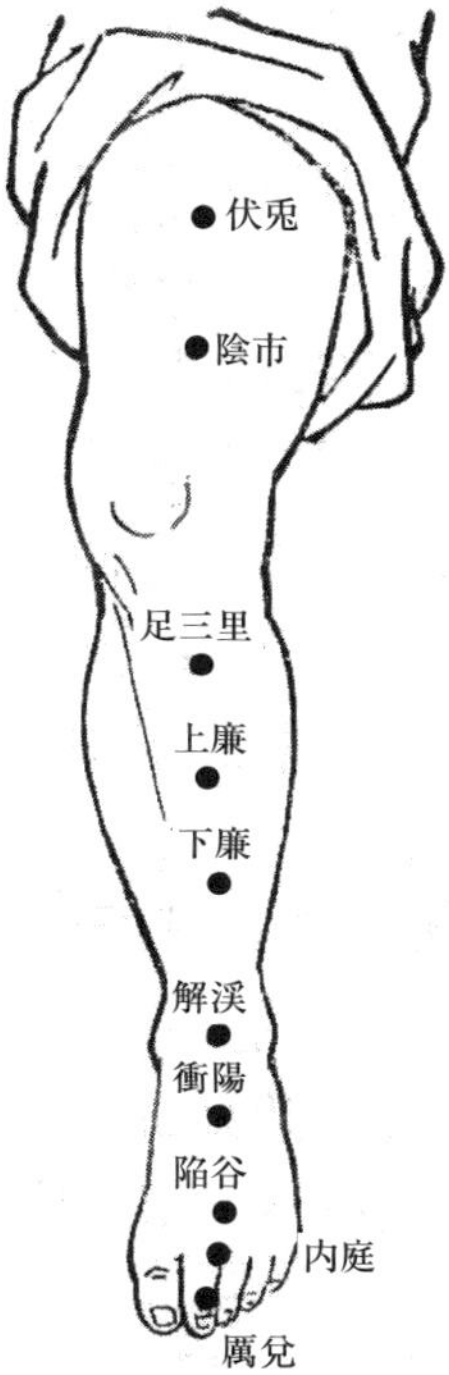

（五十四）陰市。在膝蓋上三寸。拝而取之。鍼三分、不灸。

陰市。膝蓋骨の上三寸。正坐して取穴する。鍼三分、施灸しない。

（五十五）三里。在膝蓋下三寸、胻骨間、大筋内。坐而取之。鍼八分、灸止百壮。

足三里。膝蓋骨の下三寸、脛骨との間で、前脛骨筋の内側。腰掛けて取穴する。鍼八分、灸は百壮で止める。

（五十六）上廉。在三里下三寸、両筋両骨之罅陥－宛宛中。蹲坐取之。鍼三分。

上巨虚。足三里の下三寸、前脛骨筋と長指伸筋そして脛骨と腓骨の隙間にある凹み。しゃがんで取穴する。鍼三分。

（五十七）下廉。在上廉下三寸。取穴法－与上廉同。鍼三分、併灸七壮。

下巨虚。上巨虚の下三寸。取穴法は上巨虚と同じ。鍼三分、併せて灸七壮。

（五十八）解谿。在衝陽後寸半、腕上、繋鞋帯処取之。鍼五分、灸三壮。
解渓。衝陽の後ろ一寸半、足首の上で、ワラジの紐（ひも）を結ぶ部位を取穴する。鍼五分、灸三壮。

（五十九）衝陽。在ｰ足趺上、去ｰ陥谷二寸、骨間動脈ｰ是穴。鍼五分、灸三壮。
衝陽。足背上で、陥谷から二寸離れた骨間の動脈が穴位である。鍼五分、灸三壮。

（六十）陥谷。在足大指次指ｰ外間、本節後陥中。去ｰ内庭二寸。鍼三分、灸三壮。
陥谷。足第二趾の外側の間で、中足指節関節の近位陥中。内庭から二寸離れる。鍼三分、灸三壮。

（六十一）内庭。在足大指次指ｰ外間陥中。鍼三分、灸三壮。
内庭。足第二趾の外側の間陥中。鍼三分、灸三壮。

（六十二）厲兌。在足大指次指ｰ端、去ｰ爪角如韭葉。鍼一分、灸一壮。
厲兌。足第二趾の端、爪の角をニラの葉だけ離れる。鍼一分、灸一壮。

○巳・足太陰脾経

（六十三）隠白。在足大指端－内側、去－爪甲如韭葉。月事不止、刺之立愈。鍼二分、灸三壮。

隠白。足第一趾の端で内側、爪をニラの葉だけ離れる。生理が止まらないときに刺せば直ちに治る。鍼二分、灸三壮。

（六十四）大都。在足大指－本節後、内側－白肉際陥中。鍼三分、灸三壮。

大都。足第一趾で指節間関節の近位、内側で足底との際陥中。鍼三分、灸三壮。

＊本節は、中手指節関節や中足指節関節を意味するので、原文では太白の部位である。

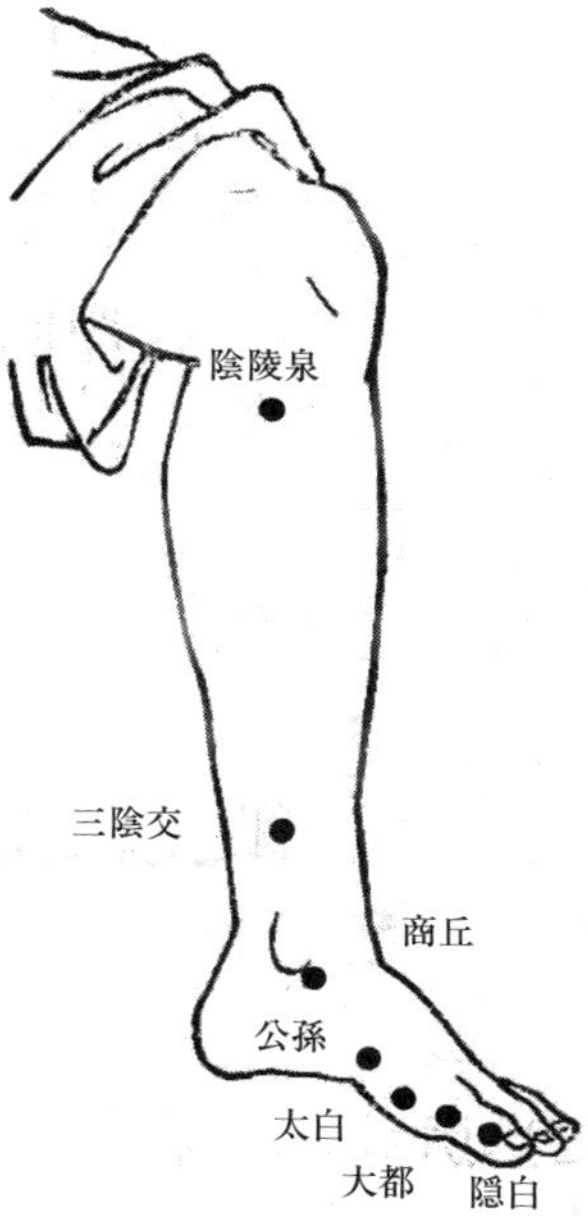

（六十五）太白。在足大指－内側、大都後一寸、下一寸。鍼三分、灸三壮。

太白。足第一趾の内側、大都から体幹へ向かって一寸、その下一寸。鍼三分、灸三壮。

（六十六）公孫。在足大指ｰ本節後一寸。鍼四分、灸三壮。

公孫。足第一趾で中足指節関節の近位から一寸。鍼四分、灸三壮。

（六十七）商丘。在内踝下ｰ微前陥中。前有中封、後在照海、其穴居中。鍼三分、灸三壮。

商丘。内踝の下で、少し前の陥中。前には中封、後ろには照海があり、その穴位は中央にある。鍼三分、灸三壮。

（六十八）三陰交。在内踝上ｰ（除踝）上三寸、骨下陥中。鍼三分、灸三壮。

三陰交。内踝の上で、内踝を除いて上に三寸、脛骨の後ろ陥中。鍼三分、灸三壮。

（六十九）陰陵泉。在膝下内側ｰ輔骨下陥中。鍼三分、灸三壮。対ｰ陽陵泉而稍高一寸許。曲膝取之。鍼五分、灸七壮。

陰陵泉。膝の下内側で、脛骨内側顆の下陥中。鍼三分、灸三壮。対側の陽陵泉より一寸ほど高い。膝を曲げて取穴する。鍼五分、灸七壮。

＊原文は「隠白↓大都↓公孫↓太白」だが、正常な順に戻した。

○午・手少陰心経

（七十）少海。在肘内-節後、去-肘端五分。曲肘取之。鍼三分、灸三壮。

少海。肘の屈側で肘関節の体幹寄り、肘の尖端から五分離れる。肘を曲げて取穴する。鍼三分、灸三壮。

（七十一）霊道。在掌後寸半。鍼三分、灸七壮。

霊道。手掌から近位に一寸半。鍼三分、灸七壮。

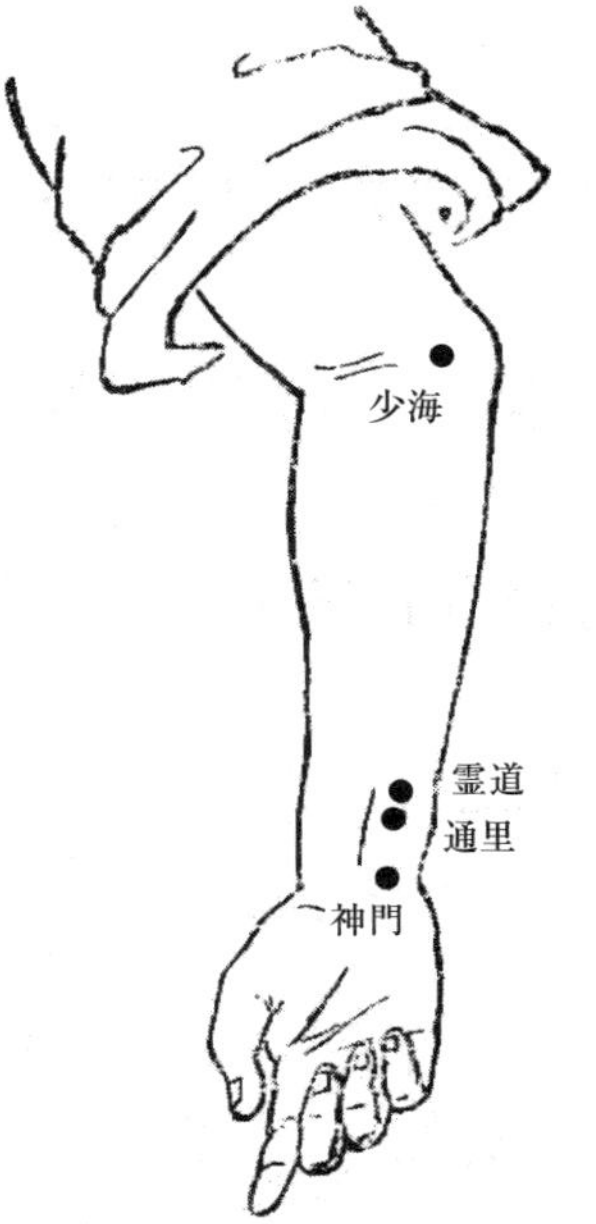

（七十二）通里。在腕後一寸陥中。鍼三分、灸七壮。

通里。手首から体幹に一寸の陥中。鍼三分、灸七壮。

（七十三）神門。在掌後-兌骨端陥中。鍼三分、灸七壮。炷如小麦。

神門。手掌の体幹寄りで、豆状骨の端陥中。鍼三分、灸七壮。小麦大の艾炷（がいしゅ）。

＊原文は「少海→通里→神門→霊道」だが、正常な順に戻した。

○未・手太陽小腸経

（七十四）少沢。在手小指端、去‐爪甲一分陥中。鍼一分、灸三壮。

少沢。小指の端で、爪甲から一分離れた陥中。鍼一分、灸三壮。

（七十五）前谷。在手小指外側、本節前陥中。鍼一分、灸三壮。

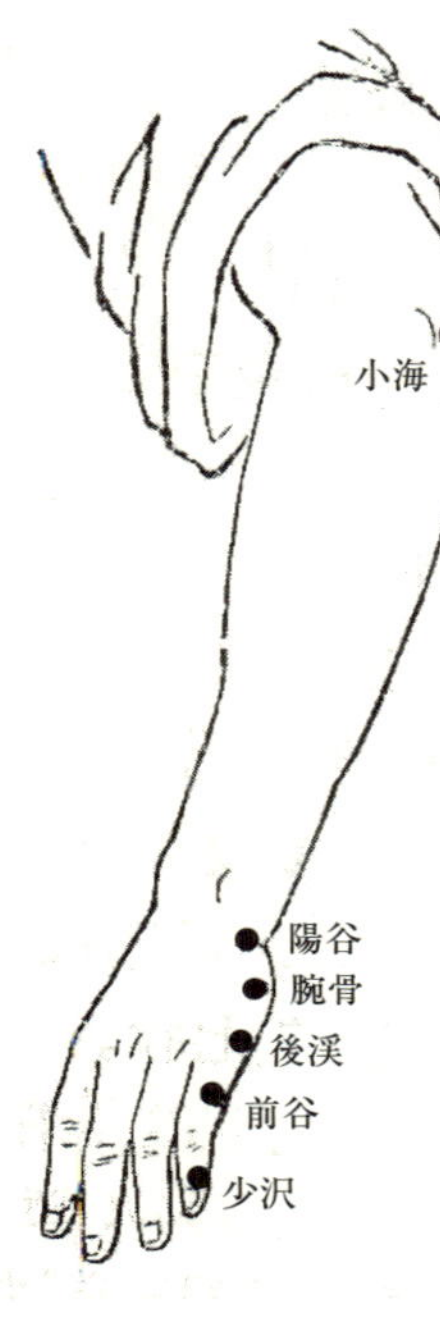

前谷。小指の尺側で、中手指節関節の遠位陥中。鍼一分、灸三壮。

（七十六）後谿。在手小指外側、本節後陥中。鍼一分、灸三壮。

後渓。小指の尺側で、中手指節関節の近位陥中。鍼一分、灸三壮。

（七十七）腕骨。在手後、側腕前、起骨下陥中。有‐岐骨罅縫。鍼二分、灸三壮。

腕骨。手の近位で、手首の尺側の遠位、三角骨の遠位陥中。中手骨と三角骨の隙間のシワ。鍼二分、灸三壮。

（七十八）陽谷。在手外側‐腕中、兌骨下陥中。鍼一分、灸三壮。

陽谷。尺側で手首の中、尺骨茎状突起の遠位陥中。鍼一分、灸三壮。

（七十九）小海。在肘内‐大骨外、去‐肘端五分陥中。屈肘‐向頭取之。鍼三分、灸三壮。

小海。上腕骨内側上顆の橈側で、肘頭の尺側、肘の尖端を五分離れた陥中。頭に向けて肘を曲げて取穴する。鍼三分、灸三壮。

○申・足太陽膀胱経

（八十）委中。在‐足膕中央、両筋間‐約紋中、動脈応手。鍼八分。

委中。膝窩の中央で、両腓腹筋間の横紋中、動脈が拍動する。鍼八分。

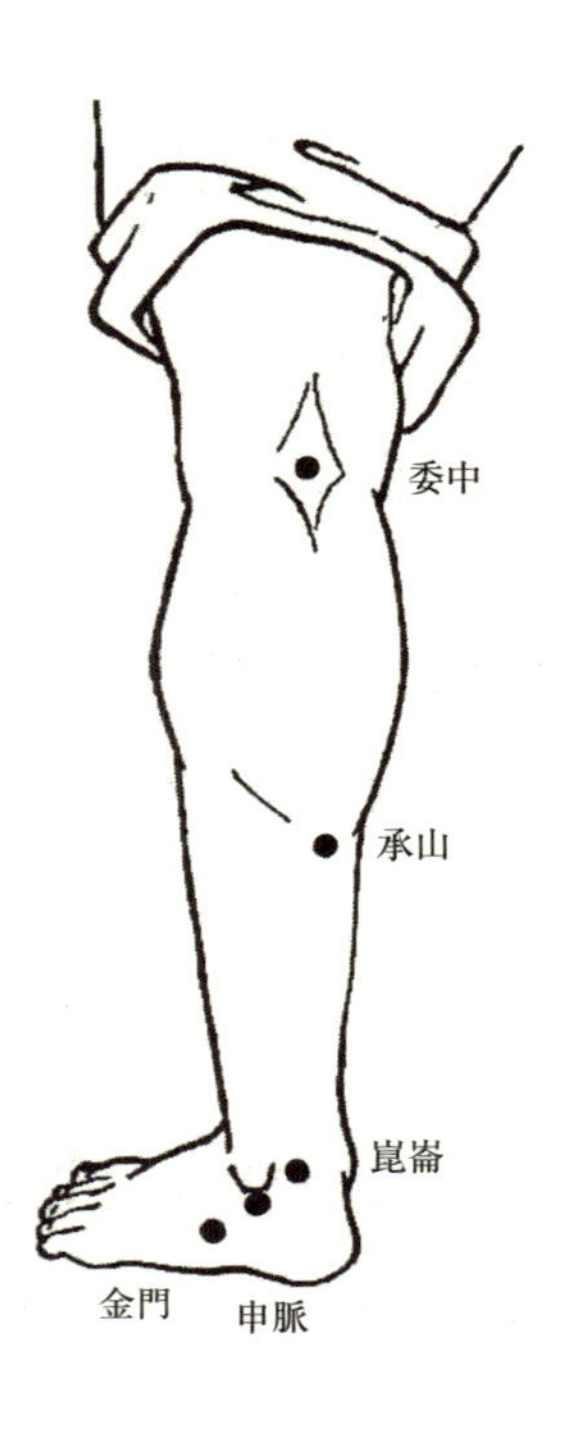

（八十一）承山。在ー腿肚尖下、分肉間ー陥中。鍼八分、灸不及鍼、止七七。

承山。腓腹筋の最も盛り上がった下で、内側頭と外側頭の分かれる間陥中。鍼八分、灸は鍼に及ばないが、七×七壮で止める。

（八十二）崑崙。在ー足外踝後五分、跟骨陥中。鍼三分、灸三壮。

崑崙。外踝の後ろ五分で、距骨の陥中。鍼三分、灸三壮。

（八十三）申脈。在外踝下陥中、容爪甲ー白肉際。前後有筋、上有踝骨、下有軟骨、其穴居中。鍼三分。

申脈。外踝の下陥中で、爪が入るほどの凹み、足底との際。前後に長腓骨筋腱と短腓骨筋腱があり、上には外踝骨があって、下には軟骨があり、その穴位は中心にある。鍼三分。

＊軟骨は、恐らく足底腱膜を指すと思われる。

（八十四）金門。在外踝下、少後、丘墟後、申脈前。鍼一分、灸三壮。炷如小麦。

金門。外踝の下で、少し後ろ、丘墟の後ろで、申脈の前。鍼一分、灸三壮。小麦大の艾炷。

○酉・足少陰腎経

（八十五）湧泉。在足。屈足巻指、取之ー宛宛中。白肉際。鍼五分、不宜出血。灸三壮。

湧泉。足底にある。足を底屈して足底の凹（へこ）みを取穴する。足底で赤い皮膚と白い皮膚との境目。鍼五分、出血させない。灸三壮。

（八十六）然谷。在内踝前ー起大骨下陥中。鍼三分、灸三壮。不宜見血。

然谷。内踝の前で起きる舟状骨粗面の下陥中。鍼三分、灸三壮。出血は悪い。

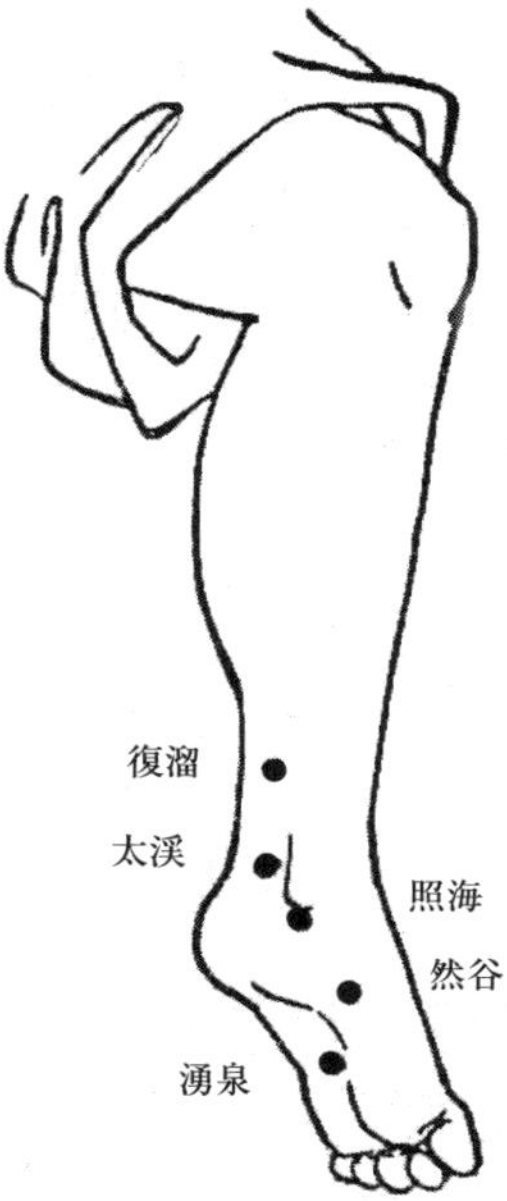

復溜
太渓
照海
然谷
湧泉

（八十七）太谿。在内踝後五分、跟骨上、有動脈。鍼三分、灸三壮。

太渓。内踝の後ろ五分、踵骨の上で動脈拍動部。鍼三分、灸三壮。

（八十八）照海。在内踝下四分。前後有筋、上有踝骨、下有軟骨、其穴居中。鍼三分、灸七壮。

照海。内踝の下四分。前に後脛骨筋腱、後ろに長趾屈筋腱、上に内踝骨、下に軟骨（足底筋膜）があり、その中央に穴位がある。鍼三分、灸七壮。

（八十九）復溜。在内踝上‐（除踝）二寸、踝後五分、与‐太谿相直。鍼三分、灸三壮。

復溜。内踝の上で、内踝を除いて上二寸、内踝の後ろ五分、太渓と垂直。鍼三分、灸三壮。

○戊・手厥陰心包絡経

（九十）曲沢。在肘内廉陥中。屈肘取之。大筋内側‐横紋中、動脈。鍼三分、灸三壮。

曲沢。肘の屈側陥中。肘を曲げて取穴する。上腕二頭筋の屈側で横紋中、上腕動脈の拍動部。鍼三分、灸三壮。

（九十一）間使。在手掌後、横紋上三寸、両筋間陥中。去‐腕後三寸。鍼三分、灸五壮。

間使。手掌の体幹寄りで、手関節横紋の上三寸、長掌筋腱と橈側手根屈筋腱の間陥中。手首の上三寸。鍼三分、灸五壮。

（九十二）内関。在手掌後、横紋上二寸、両筋間。鍼五分、灸三壮。

内関。手掌の体幹寄りで、手関節横紋の上二寸、長掌筋腱と橈側手根屈筋腱の間。鍼五分、灸三壮。

（九十三）大陵。在掌後ｰ横紋中、両筋間陥中。鍼五分、灸五壮。

大陵。手掌の近位で手関節横紋中、長掌筋腱と橈側手根屈筋腱の間陥中。鍼五分、灸五壮。

（九十四）労宮。在掌心。屈指取之、在ｰ無名指尖尽処、是穴。

労宮。手掌の中心。指を屈して取穴し、薬指の尖端が尽きる部位が穴位である。

（九十五）中衝。在手中指端、去爪甲如韭葉。鍼一分、灸一壮。

中衝。手の中指の先端、爪甲からニラの葉だけ離れる。鍼一分、灸一壮。

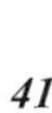

○亥・手少陽三焦経

（九十六）液門。在 - 手小指次指間。屈拳取之。鍼三分、灸三壮。

液門。小指と薬指の間。拳を握って取穴する。鍼三分、灸三壮。

（九十七）中渚。在手小指次指 - 本節後陥中。鍼三分、灸三壮。

中渚。薬指の中手指節関節の近位陥中。鍼三分、灸三壮。

（九十八）陽池。在手表 - 腕上、骨間陥中。鍼三分。不宜多、灸可三壮。

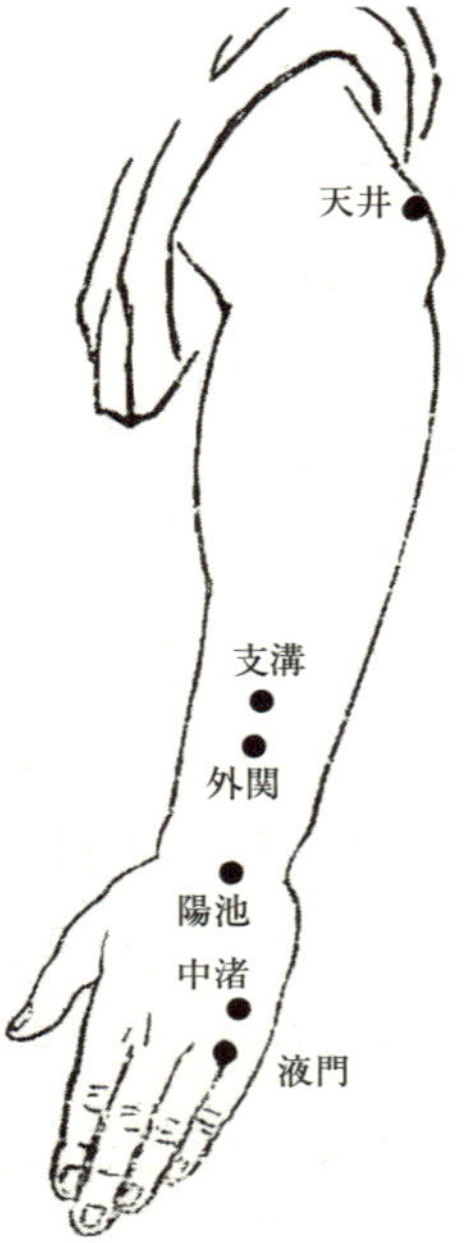

陽池。手背で手首の上、橈骨と尺骨の間陥中。鍼三分。施灸が多いと悪く、灸は三壮。

＊原文は「腕上同骨陥中」。どう考えても同は間の誤字なので「骨間」と訂正した。

（九十九）外関。在腕後二寸、両骨間陥中。鍼三分、灸五壮。

天井
支溝
外関
陽池
中渚
液門

外関。手首から体幹寄りに二寸、橈骨と尺骨の間陥中。鍼三分、灸五壮。


（百）支溝。在腕後三寸、両骨間陥中。鍼二分、灸二七壮。

支溝。手首から体幹寄りに三寸、橈骨と尺骨の間陥中。鍼二分、灸二×七壮。


（百一）天井。在肘外ｰ大骨後、肘上一寸、両筋間陥中。叉手ｰ按膝頭取之。屈肘取亦可。鍼一寸、灸三壮。

天井。肘の伸側で、肘頭の体幹寄り、肘の上一寸、上腕三頭筋の筋溝陥中。手を交叉させ膝頭を押さえて取穴する。肘を曲げて取穴しても良い。鍼一寸、灸三壮。
＊原文の「叉手按膝頭取之」は「叉手按肘頭取之」の誤りと思われる。つまり「肘頭を押さえて取穴する」。

○子・足少陽胆経

（百二）環跳。在ｰ髀枢中、即ｰ硯子骨下、宛宛中也。側臥ｰ伸下足、屈上足取。鍼二寸、灸五壮、止五十壮。

環跳。股関節の中、つまり大転子の下の凹（へこ）み。側臥位で、下の足を伸ばし、上の足を屈して取穴する。鍼二寸、灸五壮、五十壮で止める。

（百三）風市。在膝上外側－両筋間。直舒手－着腿、当－中指尽頭陥中。鍼五分、灸五壮。

風市。膝の上で外側、腸脛靭帯と外側広筋の間。手をまっすぐに伸ばして腿に着け、中指尖端の当たる陥中。鍼五分、灸五壮。

（百四）陽陵。在膝下一寸、外廉陥中。膝下外－尖骨前六分。灸七壮。

陽陵泉。膝の下一寸で、外縁陥中。膝の下で、外側の腓骨頭の前六分。灸七壮。

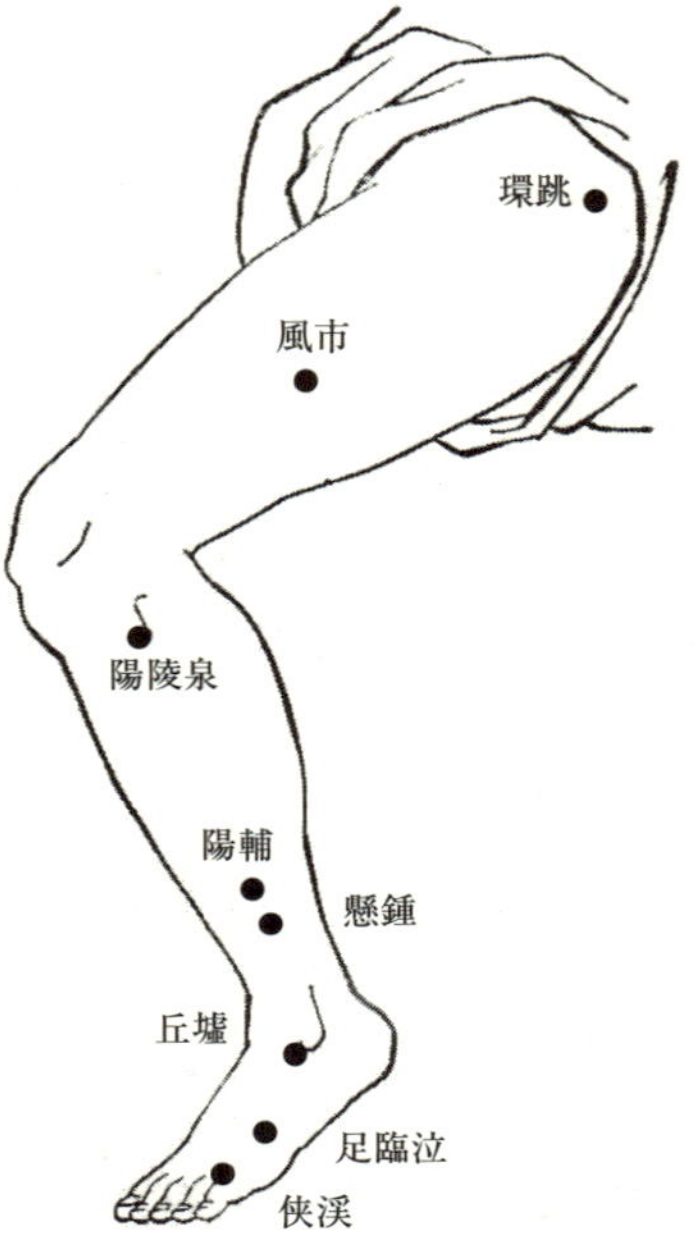

（百五）陽輔。在外踝上－（除骨）四寸。輔骨前、絶骨端－如前三分。去－丘墟七寸。鍼五分、灸三壮。

陽輔。外踝の上（外踝を除いて）四寸。腓骨の前で、絶骨の端より前に三分。丘墟から七寸。鍼五分、灸三壮。

（百六）懸鍾。一名絶骨。雖曰ｌ外踝上（除踝）三寸、必以絶隴処ｌ為穴。鍼六分、灸五壮。

懸鍾。一名絶骨。外踝の上（外踝を除いて）三寸といっても、必ず腓骨の縁が絶える部位を穴位とする。鍼六分、灸五壮。

（百七）丘墟。在外踝ｌ如前陥中。去ｌ臨泣三寸。鍼五分、灸三壮。

丘墟。外踝の前陥中。足臨泣から三寸離れる。鍼五分、灸三壮。

（百八）臨泣。在足小指次指ｌ本節後陥中。去ｌ侠谿寸半。鍼一分、灸三壮。

足臨泣。足の第四趾で、中足指節関節の体幹寄りの陥中。侠渓から一寸半離れる。鍼一分、灸三壮。

（百九）侠谿。在足小指次指ｌ岐骨間、本節陥中。鍼一分、灸三壮。

侠渓。足の第四趾で、二股に分かれた骨の間、中足指節関節の陥中。鍼一分、灸三壮。

○丑・足厥陰肝経

（百十）大敦。在足大指端、去-爪甲如韭葉。鍼一分、灸三壮。

大敦。足の第一趾の端で、爪甲をニラの葉だけ離れる。鍼一分、灸三壮。

（百十一）行間。在足大指-本節前、上下有筋、前後有小骨尖、其穴-正居陥中、有-動脈応手。

鍼六分、灸三壮。

行間。足第一趾で中足指節関節の遠位、上下に筋があり、前後に小骨の尖端（中足指節関節と指節間関節）があって、その正中に穴位があり、動脈が拍動する。鍼六分、灸三壮。

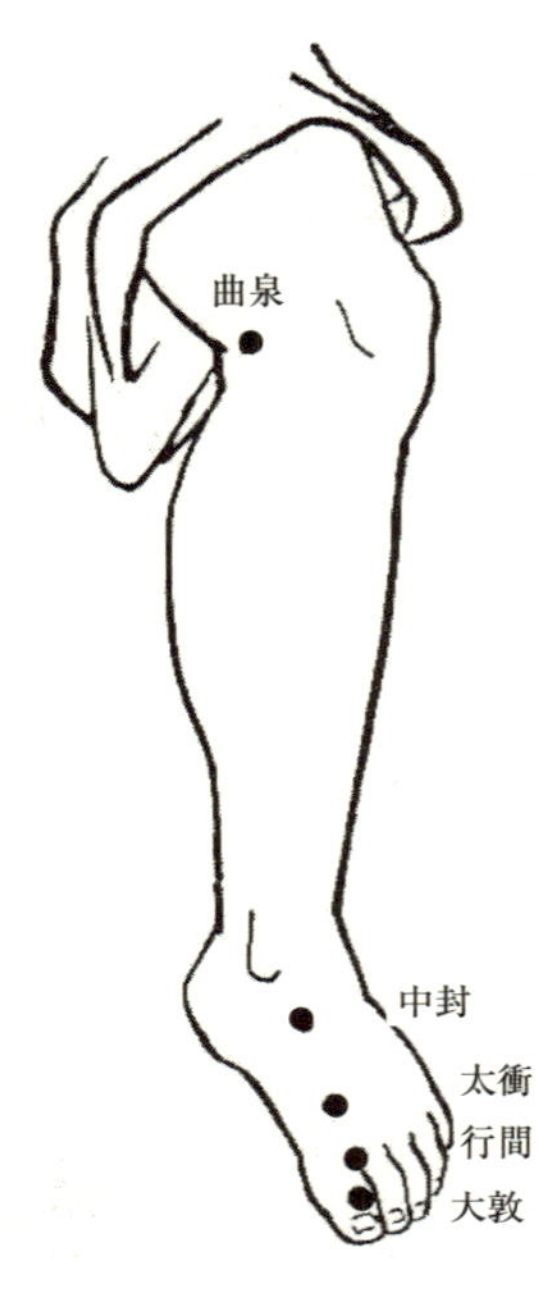

（百十二）太衝。在大指後-内間、有絡-亘連横。至地五会二寸、骨縫罅間、動脈応手陥中。鍼三分、灸五壮。

太衝。足第一趾の体幹寄りで第二趾との間、血管があって横につらなって繋がる。地五会まで

二寸、両中足骨の隙間、動脈拍動部の陥中。鍼三分、灸五壮。

（百十三）中封。在内踝前一寸、貼－大筋後。仰足伸足、取而得之。鍼四分、灸三壮。

中封。内踝の前一寸、前脛骨筋腱の後ろに貼り着いている。足を背屈させたあと、足を伸ばして取穴する。鍼四分、灸三壮。

（百十四）曲泉。在膝内－輔骨下、大筋上、小筋下－陥中、屈膝取之。当－膝曲脷横紋頭、内外両筋間－宛宛中。鍼六分、灸三壮。

曲泉。膝の内側で、大腿骨内側上顆の下、半膜様筋の上で、縫工筋の下陥中、膝を屈して取穴する。膝窩横紋の端で、半膜様筋と縫工筋の間の凹（へこ）み。鍼六分、灸三壮。

●灸四花穴法（四花穴の灸法）

（白圏是灸処、黒圏是不灸処）（白丸は施灸カ所、黒丸は施灸カ所ではない）

（一）第一次二穴（最初の二穴）

先令患人ー平身正立。取一細縄、用蝋蝋之、勿令ー展縮。以縄頭於ー男左女右脚大拇指端比斉。順脚底下踏ー定、引縄至脚根、直上脚肚、至曲䐐中ー大横紋、截断。令患人解髪ー分両辺、要見頭縫、自囟門ー平分至脳後、乃平身正坐。将先此縄子、一頭於鼻端上按定、引縄向上、循頭縫至脳後、貼肉垂下、当脊骨正中、縄頭尽処、以墨点記之。（婦人纏足者、不遂生成ー自然之理、若以足量、必不及也。当於右肩髃穴ー点定、以縄頭ー按其穴上、伸手引縄向下ー至中指尽処、截断ー是穴。男子亦可）。

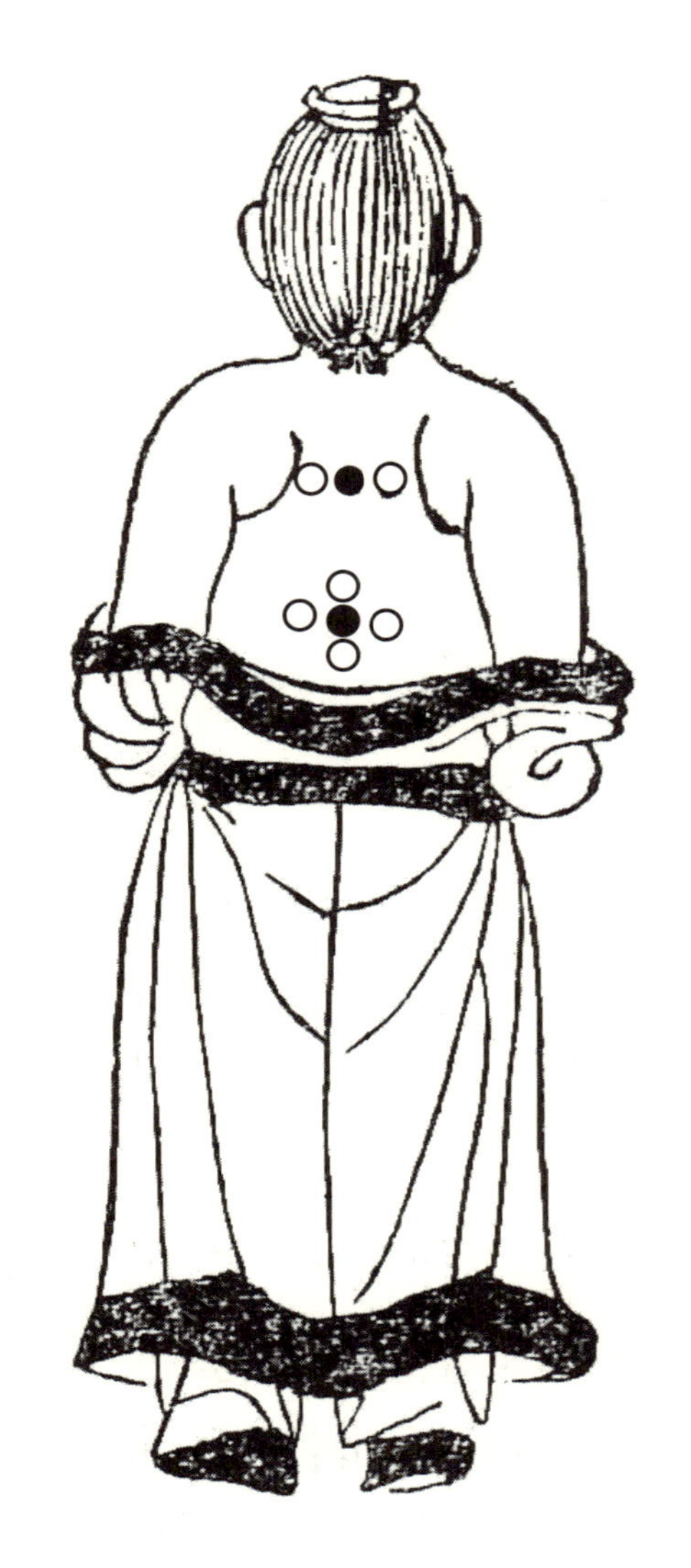

※白丸が施灸ヵ処、黒丸は施灸ヵ処ではない。

まず患者を直立させる。細紐一本をロウに浸し、伸縮しないようにする。紐の端を、男なら左、女は右足の第一趾尖端に揃える。紐を真っ直ぐに足底で踏みつけ、紐を引っ張ってカカトで踏みつけ、そこからフクラハギを直上させ、膝窩横紋の中央で切断する。次は患者の髪を解かせて両側に分け、頭の正中線が見えるようにする。髪の生え際から外後頭隆起の下部まで均等に髪を分け、きちんと正坐する。切断した紐の一端を鼻先に押し当て、紐を上に向かって引っ張り、頭の正中線に沿わせて外後頭隆起の下まで達したら、肉に紐を貼り付けて下に垂らし、背骨の正中に当てて、紐の尽きる部位に墨で印を付ける。（纏足した女性は、成長が自然の理にかなっていない。だから足の量が必ず足りない。それには右の肩髃穴に点を付け、その穴位に紐の端を置き、手を伸ばして紐を下に引き、中指の尽きる部位で切断すれば穴位である。男子に使っても良い）。

＊纏足とは、幼い時から足を布で締めつけ、足の成長を止めたもの。現代中国ではやらない。

却令患人合口、以短蝋縄、一頭自口左角-按定、鈎起縄子-向上至鼻根、斜下至口右角、作△。此様就斉口角截断。将此縄-展、令直摺取中、以墨点記之。将於先脊骨墨点処、以縄子上-中心墨点、正圧脊骨墨点上。両頭取平、勿令高下。於縄子両頭、以墨圏記之。此是二穴也。(已上是第一次-点二穴)。

今度は患者の口を閉じさせ、短いロウ紐を使う。一端を口の左端で安定させ、鈎（し）を使って紐を上に引っ張って鼻中隔まで持ち上げ、斜め下に右の口角まで到達させて△を作る。このようにして口角の長さで切断する（底辺は含めない）。この紐を伸ばし、真っ直ぐにして中点を取り、そこに墨で点を付ける。さきほど背骨に墨で点を付けた部位に、短い紐の中点の墨点を載せ、背骨の墨点上に置いて圧する。その紐の両端を水平に取るが、片方を高くしたり低くしたりしない。紐の両端を墨で囲って印を付ける。これが二穴である。（以上の一回めで二穴に印を付けている）。

（二）次二穴（次の二穴）

令患人平身正坐、稍縮臂髆。取一蜵縄繞項、自大椎骨上掛住、向前双垂与鳩尾尖斉（鳩尾是心蔽骨。人無心蔽骨者、従胸前岐骨下、量取一寸。即是鳩尾穴也）、即双截断。就転縄頭向項後、将縄当喉嚨結骨上、按住。以其縄、侠項双垂循脊骨上正中、縄頭尽処、以墨点記之。

患者を真っ直ぐ正坐させ、少し肩甲骨を中心に寄せる。一本のロウ紐を頸に巻き、大椎骨（第七頸椎）の上に掛け、前に垂らして鳩尾の尖端に揃え（鳩尾は剣状突起である。剣状突起がなければ、胸骨柄底部から下一寸を取る。それが鳩尾穴である）、両端を切断する。この紐の端を頸の後ろに回し、紐を咽喉仏の上で止める。その紐で頸を挟んで両側に垂らし、背骨に沿わせて、正中で紐の端が尽きる部位に墨で印する。

却令患人合口、以短蝋縄於口上-横量、如一字様、斉両吻截断。如前-摺中、於脊骨上-墨点記処、横量-如前法、縄子両頭尽処、以墨圏記之。此是-四花穴、横二穴也。(已上-是第二次点穴。通前共四穴、同時灸、各七壮至二七壮、至百廿壮、或一百五十壮-為妙。候-火瘡発時、方依-後法灸二穴)。

こんどは患者の口を閉じさせて、短いロウ紐で口の横幅を測り、一の字のようにして両口角の長さで切断する。この紐を前のように半分に折り、中点を墨で印した背骨の上に置いて、前のように水平にし、紐の両端が尽きる部位を墨で円く囲う。これが四花穴の横二穴である。(以上が第二回の点である。これで前の四穴と同時に施灸するが、それぞれ七壮から二×七壮、百二十壮、あるいは百五十壮すえると素晴らしい。火で灸瘡が発疱するときを待って、後の二穴に施灸する)。

(三) **又次二穴** (また次の二穴)

以第二次量口吻-短縄子、於第二次双縄頭尽処-脊骨上墨点処、以短縄中墨点-在脊骨上墨点、上下直放。務要中正-相停、於上下縄頭尽処、以墨圏記之。此是-四花上下二穴也。(已上、是第三次点穴、謂之四花穴。灸両穴各百壮、三次共六穴、取火日灸之。唯用三月三日艾、最佳。百日内慎-飲食、房室。安心-静処将息。若一月後-仍覚未差、復於-初穴上、再灸)。

二回めの口横幅を測った短い紐で、二回めで両紐の尽きる部位で背骨の上に墨で点した部位に、この短い紐の中点を墨(すみ)の点に置き、背骨の上に墨で点を付けるが、これは上下で垂直にする。できるだけ背骨の正中で停(と)めて、その紐の上下が尽きる端を墨で囲(かこ)って印する。これが四花穴の上下二穴である。（以上が三回めの点穴である。これを四花穴と呼ぶ。両穴に灸を百壮ずつ、三回で六穴を取り、日光から取った火で施灸する。三月三日に採取した艾だけ使えば最も良い。施灸して百日以内は、飲食やセックスを慎(つつし)む。そして気持ちを落ち着け、静かな場所で養生する。もし一カ月しても治らなければ、再び初めの穴位の上に施灸する）。

●諸風部（急性症状）

（一）偏風、半身不遂。肩髃、曲池、列缺、合谷、手三里、環跳、風市、三里、委中、絶骨、丘墟、陽陵泉、崑崙、照海。

脳卒中や半身不随。肩髃、曲池、列欠、合谷、手三里、環跳、風市、足三里、委中、絶骨、丘墟、陽陵泉、崑崙、照海。

（二）足ー無膏沢。上廉。

足につやがない。上巨虚。

（三）左癱右瘓。曲池、陽谿、合谷、中渚、三里、陽輔、崑崙。
半身不随は、左の麻痺が癱で、右の麻痺が瘓。曲池、陽渓、合谷、中渚、足三里、陽輔、崑崙。

（四）肘－不能屈。腕骨。
肘が曲がらない。腕骨。

（五）偏腫。列缺、衝陽。
手足の腫れ。列欠、衝陽。

（六）身体反折。肝兪。
身体が反り返る。肝兪。

（七）中風－肘攣。内関。
脳卒中で肘が攣る。内関。

（八）目戴上。絲竹空。

目が上を向く。糸竹空。

（九）吐涎。絲竹空、百会。

水っぽい痰を吐く。糸竹空、百会。

（十）不識人。水溝、臨泣、合谷。

失神。水溝、足臨泣、合谷。

（十一）脊反折。瘂門、風府。

背骨が反り返る。瘂門、風府。

（十二）風痹。天井、尺沢、少海、委中、陽輔。

移動する痛み。天井、尺沢、少海、委中、陽輔。

（十三）驚癇。尺沢（一壮）、少衝、前頂、束骨。

驚いて癲癇になる。尺沢（一壮）、少衝、前頂、束骨。

（十四）風癇。神庭、百会、前頂、湧泉、絲竹空、神闕（一壮）、鳩尾（三壮）。
癲癇で手足を揺らす。神庭、百会、前頂、湧泉、糸竹空、神闕（一壮）、鳩尾（三壮）。

（十五）風労。曲泉、膀胱兪（七壮）。
風労（肝労とも呼ぶ。骨蒸、寒熱往来、痰、盗汗、黄痩、毛焦、口臭、疳痢などの症状がある）。曲泉、膀胱兪（七壮）。

（十六）風疰。百会（三壮）、肝兪（三壮）、脾兪（三壮）、腎兪（年為数）、膀胱兪。
風疰（言葉が滞り、痛みが動き回る）。百会（三壮）、肝兪（三壮）、脾兪（三壮）、腎兪（年齢の数だけ）、膀胱兪。

（十七）風眩。臨泣、陽谷、腕骨、申脈。
風眩（虚弱による眩暈）。頭臨泣、陽谷、腕骨、申脈。

（十八）中風。臨泣、百会、肩井、肩髃、曲池、天井、間使、内関、合谷、風市、三里、解谿、崑崙、照海。
脳卒中。頭臨泣、百会、肩井、肩髃、曲池、天井、間使、内関、合谷、風市、足三里、解渓、崑崙、照海。

（十九）口眼喎。列缺、太淵、二間、申脈、内庭、行間、通谷、地倉、水溝、頬車、合谷。
顔面麻痺。列欠、太淵、二間、申脈、内庭、行間、足通谷、地倉、水溝、頬車、合谷。

（二十）喑瘂。支溝、間使、合谷、魚際、霊道、陰谷、復溜、然谷、通谷。
声が出ない。支溝、間使、合谷、魚際、霊道、陰谷、復溜、然谷、足通谷。

（二十一）口噤不開。頬車、承漿、合谷。
口が閉じて開かない。頬車、承漿、合谷。

（二十二）凡患－風癇疾、発則僵－仆在地。灸－風池、百会。
癲癇（てんかん）で、発作が起きると硬直して倒れる。風池と百会に灸。

（二十三）黄帝問‐岐伯曰、凡人中風、半身不遂、如何灸之。答曰、人‐未中風時、一両月前、或三五月前、非時‐足脛上、忽発‐痠疼頑麻、良久方解。此将‐中風之候也。便須急灸‐三里与絶骨穴四処、各三壮。後用‐薄荷及桃柳葉、煎湯、淋洗灸瘡、令駆逐風気‐於瘡口中出也。灸瘡‐若春好、秋更灸。秋好、春更灸。常令二足上‐有灸瘡為妙。凡人‐不信此法、或‐飲食不節、酒色過度、忽中此風、言語蹇渋、半身不遂、宜於七処‐各灸三壮。如風在左、灸右。在右、灸左。一、百会。二、耳前髪際。三、肩井。四、風市。五、三里。六、絶骨。七、曲池。右七穴、神効極多、依法灸之、万無一失也。

黄帝（こうてい）「脳卒中となって半身不随になれば、どのように施灸する？」。岐伯（きはく）「まだ脳卒中になってない時、一～二カ月前、あるいは三～五カ月前、しょっちゅう足から脛にかけて、突然だるく痛んだり、痺れたりして、しばらくしてから治まる。これは脳卒中の前兆（ぜんちょう）である。すぐに足三里と絶骨の四カ所に三壮ずつ施灸し、そのあとハッカと桃（もも）の葉を煎（せん）じた湯で灸瘡を洗い、風（ふう）気（き）を瘡口（そうこう）から追い出して駆逐（くちく）する。灸瘡が春に治れば、また秋に施灸し、秋に治れば、また春に施灸する。こうして両足へ常に灸瘡があるようにすれば素晴らしい。こうした方法を人は信じず、不摂生（ふせっせい）な食事をしたり、酒や色事（いろごと）が過ぎて、急に脳卒中となり、言葉が滞り、半身不随になる。そうなったら次の七カ所に三壮ずつ施灸する。半身不随が左にあれば右に施灸し、右ならば左へ施灸する。一、百会。二、曲鬢。三、肩井。四、風市。五、足三里。六、絶骨。七、曲池。右の七穴は、非常に効果があり、この方法で施灸すれば万に一つの失敗もない。

＊原文は「兩月前」だが、これは『資生経』の引用で、本来は「一兩月前」だったので、『聖恵方』などから「一」を補った。また「忽発瘦疼頑麻」の原文は「頬麻」だが、明刊本に基づいて訂正した。

（二十四）黄帝灸法。療－中風、眼戴上、及不能語者。灸－第二椎併五椎上、各七壮、同灸、炷如半棗核大。

黄帝(こうてい)の灸法。脳卒中で眼球が上を向き、しゃべれないものを治療する。第二胸椎と第五胸椎の神道に七壮ずつ同時に施灸する。艾炷(がいしゅ)はナツメの種半分の大きさとする。

●傷寒部（悪寒(おかん)する伝染病）

（二十五）身熱頭疼。攅竹、大陵、神門、合谷、魚際、中渚、液門、少沢、委中、太白。

発熱頭痛。攅竹、大陵、神門、合谷、魚際、中渚、液門、少沢、委中、太白。

（二十六）洒淅悪寒、寒慄、鼓頷。魚際。

ゾクゾクと悪寒し、寒けがして鳥肌が立ち、顎をガチガチ鳴らす。魚際。

（二十七）身熱。陥谷、呂細（足寒至膝－乃出鍼）、三里、復溜、侠谿、公孫、太白、委中、湧泉。

発熱。陥谷、太渓（足の冷えが膝まで達したら抜鍼）、足三里、復溜、侠渓、公孫、太白、委中、湧泉。

（二十八）寒熱。風池、少海、魚際、少衝、合谷、復溜、臨泣、太白。

悪寒発熱。風池、少海、魚際、少衝、合谷、復溜、足臨泣、太白。

（二十九）傷寒汗不出。風池、魚際、経渠（各瀉）、二間。

伝染病で汗が出ない。風池、魚際、経渠（いずれも瀉）、二間。

（三十）過経不解。期門。

伝染病が治る時期を過ぎても治らない。期門。

（三十一）餘熱不尽。曲池、三里、合谷。
伝染病が治ったのに熱が退(ひ)かない。曲池、足三里、合谷。

（三十二）腹脹。三里、内庭。
腹の膨隆(ぼうりゅう)。足三里、内庭。

（三十三）陰証傷寒。灸－神闕（二三百壮）。
伝染病で高熱が治まったが慢性化した。神闕の灸（二百～三百壮）。

（三十四）大熱。曲池、三里、復溜。
高熱。曲池、足三里、復溜。

（三十五）嘔噦。百会、曲沢、間使、労宮、商丘。
吐(は)き気(け)。百会、曲沢、間使、労宮、商丘。

（三十六）腹寒熱気。少衝、陰陵、商丘、太衝、三陰交、行間、隠白。

腹が冷えて熱気（ねっき）がある。少衝、陰陵泉、商丘、太衝、三陰交、行間、隠白。

（三十七）発狂。百労、間使、合谷、復溜。

うわ言（ごと）。大椎、間使、合谷、復溜。

（三十八）不省人事。中渚、三里、大敦。

人事不省（じんじふせい）。中渚、足三里、大敦。

（三十九）秘塞。照海、章門。

便秘（べんぴ）。照海、章門。

（四十）小便不通。陰谷、陰陵。

尿が出ない。陰谷、陰陵泉。

●痰喘欬嗽部（痰や喘息と咳）

（四十一）欬嗽。列缺、経渠、尺沢、魚際、少沢、前谷、三里、解谿、崑崙、肺兪（百壮）、膻中（七壮）。

咳。列欠、経渠、尺沢、魚際、少沢、前谷、足三里、解渓、崑崙、肺兪（百壮）、膻中（七壮）。

（四十二）欬嗽飲水。太淵。

咳して水を飲む。太淵。

（四十三）引両脇痛。肝兪。

咳して両脇が痛む。肝兪。

（四十四）引尻痛。魚際。

咳して尻が痛む。魚際。

(四十五)欬血。列缺、三里、肺兪、百労、乳根、風門、肝兪。
咳して血が出る。列欠、足三里、肺兪、大椎、乳根、風門、肝兪。

(四十六)唾血－内損。魚際(瀉)、尺沢(補)、間使、神門、太淵、労宮、曲泉、太谿、然谷、太衝、肺兪(百壮)、肝兪(三壮)、脾兪(三壮)。
血を唾(つば)して肺を損傷する。魚際(瀉法)、尺沢(補法)、間使、神門、太淵、労宮、曲泉、太渓、然谷、太衝、肺兪(百壮)、肝兪(三壮)、脾兪(三壮)。

(四十七)唾血振寒。太谿、三里、列缺、太淵。
血を唾し、寒(さむ)けがして振るえる。太渓、足三里、列欠、太淵。

(四十八)嘔血。曲沢、神門、魚際。
大量の吐血。曲沢、神門、魚際。

(四十九)唾膿。膻中。
膿を唾する。膻中。

（五十）唾濁。尺沢、間使、列缺、少商。

濁った痰を唾する。尺沢、間使、列欠、少商。

（五十一）嘔吐。曲沢、通里、労宮、陽陵、太谿、照海、太衝、大都、隠白、通谷、胃兪、肝兪。

嘔吐。曲沢、通里、労宮、陽陵泉、太渓、照海、太衝、大都、隠白、足通谷、胃兪、肝兪。

（五十二）嘔食不化。太白。

食べたものを吐いて消化しない。太白。

（五十三）嘔逆。大陵。

吐き気。大陵。

（五十四）嘔噦。太淵。

しゃっくり。太淵。

（五十五）喘嘔、欠伸。経渠。

喘いで吐き気がし、アクビする。経渠。

（五十六）上喘。曲沢、大陵、神門、魚際、三間、商陽、解谿、崑崙、膻中、肺俞。
喘ぐ。曲沢、大陵、神門、魚際、三間、商陽、解渓、崑崙、膻中、肺俞。

（五十七）数欠而喘。太淵。
何度も欠伸（あくび）して喘（あえ）ぐ。太淵。

（五十八）欬喘隔食。膈俞。
咳して喘ぎ、食道が通らない。膈俞。

（五十九）喘満。三間、商陽。
喘いで胸が膨（ふく）れる。三間、商陽。

（六十）肺脹、膨膨気搶、脇下熱、満痛。陰都（灸）、太淵、肺俞。
肺が膨らんで、パンパンに支（つか）え、脇下が熱く、胸に膨満痛がある。陰都（灸）、太淵、肺俞。

（六十一）喘息ー不能行。中脘、期門、上廉。

喘息（ぜんそく）で歩けない。中脘、期門、上巨虚。

（六十二）諸虚ー百損、五労七傷、失精労証。肩井、大椎、膏肓、脾兪、胃兪、肺兪、下脘、三里。

さまざまな衰弱（すいじゃく）、五労七傷（ごろうしちしょう）、早漏（そうろう）や慢性衰弱性疾患。肩井、大椎、膏肓、脾兪、胃兪、肺兪、下脘、足三里。

＊五労とは、久視、久臥、久坐、久立、久行。七傷には、2つの意味がある。食い過ぎで脾を傷付けた。怒りで気逆して肝を傷付けた。重量物を持ち上げたり、湿地にいたために腎を傷付けた。形寒、寒飲で肺を傷付けた。憂愁思慮で心を傷付けた、風雨寒暑で形（体）を傷付けた。危惧や不節で志を傷つけた。または陰寒、陰萎、裏急、滑精（早漏）、精少（精液が少ない）で陰下湿（陰嚢が湿っている）、精清（精液がうすい）、小便苦数（頻尿）。

（六十三）伝尸、骨蒸、肺痿。膏肓、肺兪、四花穴。

伝染力の強い結核、内熱（ないねつ）、結核。膏肓、肺兪、四花穴。

（六十四）乾嘔。間使（三十壮）、胆兪、通谷、隠白、灸ー乳下一寸半。

嘔吐（おうと）するが何も出ない。間使（三十壮）、胆兪、足通谷、隠白、乳の下一寸半（ほぼ乳根）

に灸。

(六十五)噫気。神門、太淵、少商、労宮、太谿、陥谷、太白、大敦。

ゲップ。神門、太淵、少商、労宮、太渓、陥谷、太白、大敦。

(六十六)痰涎。陰谷、然谷、復溜。

小児で涎(よだれ)が多い。陰谷、然谷、復溜。

(六十七)結積溜飲。膈兪(五壮)、通谷(灸)。

腹にシコリがあって、痰飲(たんいん)が長引く。膈兪(五壮)、足通谷(灸)。

●諸般-積聚部(腹中のシコリ)

(六十八)気塊、冷気、一切-気疾。気海。

移動するシコリ、冷気(れいき)、気(き)の疾患なら全(すべ)て。気海。

*冷気とは、臓腑の気が寒邪と結合したもの。腹脹、腹痛、気逆、顔が青くて手足が冷たいなどの症状がある。○原文は「一切気痰」だが明刊本と『大成』に基づいて改めた。積聚で気痰はおかしい。それに気痰ならば「一切と合致しない。」

（六十九）心気痛－連脇。百会、上脘、支溝、大陵、三里。
心気（しんき）の痛みが脇（わき）まで連（つら）なる。百会、上脘、支溝、大陵、足三里。

*心気とは、一般には心臓だが、心窩部も意味する。ここでは配穴に上脘や足三里があるので胃痛。

（七十）心下如杯。中脘、百会。
心下（しんか）にサカズキのようなシコリがある。中脘、百会。

（七十一）結気、上喘、及伏梁気。中脘。
気が固まって喘（あえ）ぐ、および腹直筋の硬直。中脘。

（七十二）脇下積気。期門。
脇（わき）の下が痞（つか）える。期門。

（七十三）血結如杯。関元。

血が固まってサカズキのようなシコリとなる。関元。

（七十四）賁豚気。章門、期門、中脘、巨闕、気海（百壮）。

賁豚気（ほんとんき）。章門、期門、中脘、巨闕、気海（百壮）。

＊奔豚（ほんとん）は賁豚（ほんとん）とも呼び、肝腎の経気が上衝して胃痙攣のような症状となるもの。

（七十五）気逆。尺沢、商丘、太白、三陰交。

吐き気。尺沢、商丘、太白、三陰交。

＊気逆は、肺気、肝気、胃気が上衝するものだが、脾経の配穴だから胃気上逆。

（七十六）喘逆。神門、陰陵、崑崙、足臨泣。

喘息（ぜんそく）。神門、陰陵泉、崑崙、足臨泣。

（七十七）噫気上逆。太淵、神門。

胃気（いき）が上逆してゲップする。太淵、神門。

（七十八）欬逆。支溝、前谷、大陵、曲泉、三里、陥谷、然谷、行間、臨泣、肺兪。

咳。支溝、前谷、大陵、曲泉、足三里、陥谷、然谷、行間、足臨泣、肺兪。

（七十九）欬逆－無所出者。先取三里、後取太白。魚際、太谿、竅陰、肝兪。

咳するが何も出ない。まず足三里を取り、後で太白を取る。魚際、太渓、足竅陰、肝兪。

＊原文の「欬逆無所出者」は、咳と無所出が合致しないので「嘔逆無所出者」の誤りと思われる。

（八十）欬逆－振寒。少商、天突（灸三壮）。

咳して寒（さむ）けがして振るえる。少商、天突（灸三壮）。

（八十一）久病欬。少商、天突（灸三壮）。

慢性の病で咳が出る。少商、天突（灸三壮）。

（八十二）厥気衝腹。解谿、天突。

冷気（れいき）が腹に衝（つ）き上げる。解渓、天突。

（八十三）短気。大陵、尺沢。
息切れ。大陵、尺沢。

（八十四）少気。間使、神門、大陵、少衝、三里、下廉、行間、然谷、至陰、肝俞、気海。
微弱呼吸。間使、神門、大陵、少衝、足三里、下巨虚、行間、然谷、至陰、肝俞、気海。

*原文は肝俞だが、呼吸だから肺俞かもしれない。市の両側二本縦線が消えた可能性もある。肝俞では合わない。

（八十五）欠気。通里、内庭。
あくび。通里、内庭。

（八十六）諸積。三里、陰谷、解谿、通谷、上脘、肺俞、膈俞、脾俞、三焦俞。
さまざまな腹中のシコリ。足三里、陰谷、解渓、足通谷、上脘、肺俞、膈俞、脾俞、三焦俞。

*原文は肺俞だが、腹中のシコリだから肝俞かもしれない。干に両側二本縦線を加えた可能性がある。

（八十七）腹中気塊。塊頭上一穴、鍼二寸半、灸二七壮。塊中一穴、鍼一二寸、灸三七壮。塊尾一穴、鍼三寸半、灸七壮。

腹中の気塊（きかい）。シコリの先端一穴に鍼を二寸半、灸二×七壮。シコリの中央一穴に鍼を一～二寸、灸三×七壮。シコリの末端一穴に鍼を三寸半、灸七壮。

＊気塊は動き回るシコリ。ガスや寄生虫の場合がある。

（八十八）胸腹膨脹、気喘。合谷、三里、期門、乳根。

胸腹部の膨脹、喘ぎ。合谷、足三里、期門、乳根。

（八十九）灸哮法。天突、尾窮骨尖、又背上一穴。其法、以綫一条－套頸上、垂下至鳩尾尖上、截断。牽往後－脊骨上、綫頭尽処－是穴。灸七壮、妙。

喘息（ぜんそく）の灸法。天突、長強、また背上一穴。その方法は、一本の紐（ひも）を頸に掛け、下に垂らして鳩尾で切る。その紐を後ろに回して引っ張り、背骨で紐の端が尽きる部位が背上一穴（鳩尾の裏側）である。灸七壮ずつが素晴らしい。

●腹痛脹満部（腹痛や腹の脹満（ちょうまん））

（九十）腹痛。内関、三里、陰谷、陰陵、復溜、太谿、崑崙、陥谷、行間、太白、中脘、気海、膈兪、脾兪、腎兪。

腹痛。内関、足三里、陰谷、陰陵泉、復溜、太渓、崑崙、陥谷、行間、太白、中脘、気海、膈兪、脾兪、腎兪。

（九十一）食不下。内関、魚際、三里。

食事が咽喉を通らない。内関、魚際、足三里。

（九十二）小腹急痛ｌ不可忍、及ｌ小腸気、外腎吊、疝気、諸ｌ気痛、心痛。灸ｌ足大指次指下、中節横紋ｌ当中。灸五壮。男左、女右ｌ極妙。二足皆灸亦可。

下腹が引き攣って痛くて我慢できない、および鼡径（そけい）ヘルニア、陰嚢（いんのう）の腫れ、生殖器の疾患、さまざまな移動する痛み、胃痛。足の第二趾の下で、近位指節間関節の横紋の中央（独陰（どくいん））。灸五壮。男は左、女なら右を取れば非常に素晴らしい。両足ともに施灸しても良い。

（九十三）小腹脹痛。気海。

下腹の膨満痛。気海。

（九十四）繞臍痛。水分、神闕、気海。

臍周囲の痛み。水分、神闕の灸、気海。

（九十五）小腹痛。陰市、承山、下廉、復溜、中封、大敦、小海、関元、腎兪（随年壮）。

下腹の痛み。陰市、承山、下巨虚、復溜、中封、大敦、小海、関元、腎兪（年齢が壮数）。

（九十六）夾臍痛。上廉。

臍を挟んだ痛み。上巨虚。

（九十七）臍痛。曲泉、中封、水分。

臍の痛み。曲泉、中封、水分。

（九十八）引腰痛。太衝、太白。
腹の痛みが腰に及ぶ。太衝、太白。

（九十九）腹満。少商、陰市、三里、曲泉、崑崙、商丘、通谷、太白、大都、隠白、陥谷、行間。
腹の膨満感。少商、陰市、足三里、曲泉、崑崙、商丘、足通谷、太白、大都、隠白、陥谷、行間。

（百）腹脇満。陽陵、三里、上廉。
腹や脇の膨満感。陽陵泉、足三里、上巨虚。

（百一）心腹脹満。絶骨、内庭。
上腹部の膨満。絶骨、内庭。

（百二）小腹脹満痛。中封、然谷、内庭、大敦。
下腹（したばら）の膨満痛。中封、然谷、内庭、大敦。

（百三）腹脹。尺沢、陰市、三里、曲泉、陰谷、陰陵、商丘、公孫、内庭、太谿、太白、厲兌、隠白、膈俞、腎俞、中脘、大腸俞。

腹の膨満。尺沢、陰市、足三里、曲泉、陰谷、陰陵泉、商丘、公孫、内庭、太渓、太白、厲兌、隠白、膈俞、腎俞、中脘、大腸俞。

（百四）脹而胃痛。膈俞。

胃が膨満して痛む。膈俞。

（百五）腹堅大。三里、陰陵、丘墟、解谿、衝陽、期門、水分、神闕、膀胱俞。

腹が硬くなって膨れる。足三里、陰陵泉、丘墟、解渓、衝陽、期門、水分、神闕の灸、膀胱俞。

（百六）寒熱、堅大。衝陽。

悪寒発熱して、腹が硬くなって膨れる。衝陽。

（百七）鼓脹。復溜、中封、公孫、太白、水分、三陰交。
腹水。復溜、中封、公孫、太白、水分、三陰交。

（百八）腹寒不食。陰陵泉。
腹が冷えて膨満感があって食べれない。陰陵泉。

（百九）痃癖－腹寒。三陰交。
痃による胸部のシコリがあって腹が冷える。三陰交。

（百十）腹鳴、寒熱。復溜。
腹が鳴って悪寒発熱する。復溜。

（百十一）胸腹膨脹、気鳴。合谷、三里、期門。
胸腹部が膨満してグーグー鳴る。合谷、足三里、期門。

●心脾胃部（心や胃の疾患）

（百十二）心痛。曲沢、間使、内関、大陵、神門、太淵、太谿、通谷、心兪（百壮）、巨闕（七壮）。

心痛。曲沢、間使、内関、大陵、神門、太淵、太渓、足通谷、心兪（百壮）、巨闕（七壮）。


（百十三）心痛－食不化。中脘。

胃痛で消化不良。中脘。


（百十四）胃脘痛。太淵、魚際、三里、両乳下各一寸（各三十壮）、膈兪、胃兪、腎兪（随年壮）。

胃痛。太淵、魚際、足三里、両乳下一寸ずつ（三十壮ずつ）、膈兪、胃兪、腎兪（年齢が壮数）。

＊両乳の下一寸は、乳下（にゅうげ）という奇穴。

（百十五）心煩。神門、陽谿、魚際、腕骨、少商、解谿、公孫、太白、至陰。

胸中煩悶（はんもん）（イライラして落ち着かない）。神門、陽渓、魚際、腕骨、少商、解渓、公孫、太白、至陰。

（百十六）煩渇－心熱。曲沢。

胸中が熱っぽく、やたら咽（のど）が渇く。曲沢。

（百十七）心煩－怔忡。魚際。

胸中煩悶（はんもん）して動悸（どうき）する。魚際。

（百十八）卒心疼－不可忍、吐冷酸水。灸－足大指次指、内紋中－各一壮。炷如小麦大、立愈。

突然に心窩部（しんかぶ）が痛くなって耐えられず、冷たい胃液を嘔吐する。足の第二趾の下で、近位指節間関節の横紋の中央（独陰（どくいん））に一壮ずつ。小麦大の艾炷で、すぐ治る。

（百十九）思慮過多、無心力、忘前失後。灸百会。

悩みすぎで鬱（うつ）病になり、物忘れが激しい。百会の灸。

（百二十）心風。心兪（灸）、中脘。

心風（しんぷう）。心兪（灸）、中脘。

＊心風は、汗が多くて悪風し、焦げたような唇、怒りっぽく、顔が赤いなどの症状がる。あるいは軽い癲癇。

（百二十一）煩悶。腕骨。

煩悶（はんもん）。腕骨。

（百二十二）虚煩、口乾。肺兪。

虚煩（きょはん）して口が乾燥する。肺兪。

＊虚煩は、邪熱に乱されて、心胸部が熱っぽいもの。

（百二十三）煩怨不臥。太淵、公孫、隠白、肺兪、陰陵、三陰交。

煩怨（はんえん）して眠れない。太淵、公孫、隠白、肺兪、陰陵泉、三陰交。

＊煩怨（はんえん）は、恐らく煩惋（はんわん）のこと。心胸部や四肢がだるくて不快な症状。

（百二十四）煩心－喜噫。少商、太谿、陥谷。

胸中煩悶（はんもん）してゲップが多い。少商、太渓、陥谷。

（百二十五）心痹、悲恐。神門、大陵、魚際。

心痹（しんぴ）、悲しんで恐れる。神門、大陵、魚際。

＊心痹は脈痹とも呼ぶ。胸部の閉塞感、動悸、心痛、喘息、口乾、ゲップ、沈弦脈などがある。

（百二十六）懈惰。照海。

四肢がだるい。照海。

（百二十七）心驚恐。曲沢、天井、霊道、神門、大陵、魚際、二間、液門、少衝、百会、厲兌、通谷、巨闕、章門。

ちょっとのことでビクビクする。曲沢、天井、霊道、神門、大陵、魚際、二間、液門、少衝、百会、厲兌、足通谷、巨闕、章門。

（百二十八）嗜臥。百会、天井、三間、二間、太谿、照海、厲兌、肝兪。

ナルコレプシー。百会、天井、三間、二間、太渓、照海、厲兌、肝兪。

（百二十九）嗜臥－不言。膈兪。

眠ってばかりいて喋（しゃべ）らない。膈兪。

（百三十）不得臥。太淵、公孫、隠白、肺兪、陰陵泉、三陰交。

眠れない。太淵、公孫、隠白、肺兪、陰陵泉、三陰交。

（百三十一）支満－不食。肺兪。

胸脇支満（しまん）で食べない。肺兪。

（百三十二）振寒－不食。衝陽。

寒（さむ）けがして振るえ、食べない。衝陽。

（百三十三）胃熱－不食。下廉。

胃熱で食べない。下巨虚。

（百三十四）胃脹－不食。水分。

胃が脹（ふく）れて食べない。水分。

（百三十五）心恍惚。天井、巨闕、心兪。

ぼんやりする。天井、巨闕、心兪。


（百三十六）心喜笑。陽谿、陽谷、神門、大陵、列缺、魚際、労宮、復溜、肺兪。

笑ってばかりいる。陽渓、陽谷、神門、大陵、列欠、魚際、労宮、復溜、肺兪。


（百三十七）胃痛。太淵、魚際、三里、腎兪、肺兪、胃兪、両乳下各一寸（各二十壮）。

胃痛。太淵、魚際、足三里、腎兪、肺兪、胃兪、両乳の下一寸（乳下（にゅうげ））ずつ（二十壮ずつ）。


（百三十八）翻胃。先取下脘、後取三里（瀉）。胃兪、膈兪（百壮）、中脘、脾兪。

翻胃（はんい）。まず下脘を取り、後で足三里を取って瀉法する。胃兪、膈兪（百壮）、中脘、脾兪。
＊翻胃は反胃（はんい）や胃反（いはん）とも呼ぶ。朝食べると夕方吐く。夕方食べると朝吐く。

（百三十九）噎－食不下。労宮、太白、公孫、三里、中魁（在中指－第二節尖）、膈兪、心兪、胃兪、三焦兪、中脘、大腸兪。

食道閉塞で食べ物が胃に下（お）りない。労宮、太白、公孫、足三里、中魁（ちゅうかい）（手背で、中指の近位指節間関節）、膈兪、心兪、胃兪、三焦兪、中脘、大腸兪。

（百四十）不能食。少商、三里、然谷、膈兪、胃兪、大腸兪。

食べられない。少商、足三里、然谷、膈兪、胃兪、大腸兪。


（百四十一）不嗜食。中封、然谷、内庭、厲兌、隠白、陰陵泉、肺兪、脾兪、胃兪、小腸兪。

食欲がない。中封、然谷、内庭、厲兌、隠白、陰陵泉、肺兪、脾兪、胃兪、小腸兪。


（百四十二）食気、飲食聞食臭。百会、少商、三里、灸－膻中。

衰弱(すいじゃく)し、飲食すると腐(くさ)った食べ物の臭いがする。百会、少商、足三里、膻中の灸。


（百四十三）食多身瘦。脾兪、胃兪。

食べる量が多いのに瘦(や)せていく。脾兪、胃兪。


（百四十四）脾寒。三間、中渚、液門、合谷、商丘、三陰交、中封、照海、陥谷、太谿、至陰、腰兪。

脾寒(ひかん)。三間、中渚、液門、合谷、商丘、三陰交、中封、照海、陥谷、太渓、至陰、腰兪。

＊脾寒とは、寒邪を感受し、腹痛、嘔吐、下痢、寒がる、皮膚が黒ずむ、唇の色が悪い、手足が冷たいなどの症状がある。

（百四十五）胃熱。懸鍾。

胃熱。懸鍾。

*胃熱とは、胃に熱が溜ったもの。口渇、口臭、消穀善飢、嘈雑、小便短赤、大便乾結などの症状がある。

（百四十六）胃寒-有痰。膈兪。

胃寒で、痰がある。膈兪。

*胃寒とは、胃に寒が蓄積したもの。胃痛、胃の膨満感、胃を暖めると楽になる、涎を吐く、味を感じず熱いものを好む、下痢や水様便だが臭くない、舌淡胖、白潤苔、沈遅か緊脈などの症状がある。

（百四十七）脾虚腹脹、穀不消。三里。

脾虚で腹が膨隆し、消化不良となる。足三里。

（百四十八）脾病溏泄。三陰交。

脾病で未消化便。三陰交。

（百四十九）脾虚－不便。商丘。
脾虚で便が出ない。商丘。

（百五十）胆虚－嘔逆、熱、上気。三陰交（三十壮）。
胆虚で吐き気し、熱っぽくて喘ぐ。三陰交（三十壮）。

●心邪癲狂部（精神病）

（百五十一）心邪癲狂。攅竹、尺沢、間使、陽谿。
頭がおかしくなった精神病。攅竹、尺沢、間使、陽渓。

（百五十二）癲狂。曲池、小海、少海、間使、陽谿、陽谷、大陵、合谷、魚際、腕骨、神門、液門、衝陽、行間、京骨、肺兪（百壮）。
精神錯乱。曲池、小海、少海、間使、陽渓、陽谷、大陵、合谷、魚際、腕骨、神門、液門、衝陽、行間、京骨、肺兪（百壮）。

（百五十三）癲癇。攢竹、天井、小海、神門、金門、商丘、行間、通谷、心兪（百壮）、後谿、鬼眼（四穴。在－手大指、足大指－内側爪甲角、其艾炷－半在爪上、半在肉上、三壮－極妙）。

癲癇。攢竹、天井、小海、神門、金門、商丘、行間、足通谷、心兪（百壮）、後渓、鬼眼（四穴。手親指と足第一趾の内側で爪甲の角、艾炷は半分を爪の上、半分を肉の上に乗せ、三壮すえると素晴らしい）。

＊鬼眼は、手の少商と足の隠白。

（百五十四）癲疾。上星、百会、風池、曲池、尺沢、陽谿、腕骨、解谿、後谿、申脈、崑崙、商丘、然谷、通谷、承山（鍼三分、速出、灸百壮）。

頭の病気。上星、百会、風池、曲池、尺沢、陽渓、腕骨、解渓、後渓、申脈、崑崙、商丘、然谷、足通谷、承山（鍼を三分刺入して速抜、灸百壮）。

（百五十五）狂言。太淵、陽谿、下廉、崑崙。

狂ったことを喋る。太淵、陽渓、下巨虚、崑崙。

（百五十六）狂言不楽。大陵。

狂ったことを喋（しゃべ）って鬱（うつ）状態。大陵。

（百五十七）多言。百会。

喋ってばかりいる。百会。

（百五十八）癲狂、言語－不択尊卑。灸－唇裏中央、肉弦上一壮、炷如小麦。又用鋼刀割断、更佳。

気が狂って、偉（えら）そうなことばかり喋る。唇の裏の中央、上唇小帯の上に小麦大の艾炷で灸一壮。または上唇小帯を刃物で切ればさらに良い。

（百五十九）狂言、数回顧。陽谷、液門。

狂ったことを喋って、何度も周囲を見渡す。陽谷、液門。

（百六十）喜笑。水溝、列缺、陽谿、大陵。

笑ってばかりいる。水溝、列欠、陽渓、大陵。

（百六十一）喜哭。百会、水溝。

泣いてばかりいる。百会、水溝。

（百六十二）目妄視。風府。

異常なものが見える。風府。

（百六十三）鬼撃。間使、支溝。

鬼撃（きげき）。間使、支溝。

＊鬼撃は鬼排（きはい）とも呼び、突然胸に激しい痛みや刺痛、締め付けるような痛み、あるいは口や鼻からの出血がある。

（百六十四）鬼邪。間使、仍－鍼後十三穴。第一－鬼宮（即－人中穴）。第二－鬼信（手大指－爪甲下。入三分）。第三－鬼壘（足大指－爪甲下。入肉二分）。第四－鬼心（即－太淵穴。入半寸）。未必併鍼、止五六穴－即可知矣。若是－邪蠱之精、便自言説論－其由来、往験有実、立得精霊。未必須尽其命、求去与之。男従左起鍼、女従右起鍼。若－数処不言、便－通穴鍼之。第五－鬼路（即－申脈穴。火鍼七鋥－二三下）。第六－鬼枕（大椎上、入髪際一寸）。第七－鬼床（耳前－髪際穴）。第八－鬼市（即－承漿穴）。第九－鬼営（即－労宮穴）。第十－

鬼堂（即－上星、火鍼七鍉）。第十一－鬼蔵（陰下縫。灸三壮）。第十二－鬼臣（即－曲池。火鍼）。第十三－鬼封（舌下一寸－縫）。依次而行。鍼灸併備主之。

幽霊に憑依される。間使、そして後の十三穴に鍼。一番目は鬼宮（人中穴）。二番目は鬼信（手親指で爪の下。つまり少商に三分刺入）。三番目に鬼塁（足第一趾の爪の下。つまり隠白に二分刺入）。四番目に鬼心（太淵穴。五分刺入）。必ずしも全てに刺鍼せずとも良く、五～六穴で止めても覚醒する。もし悪鬼の精が、どこから来たのか自ら喋れば効果があり、即効性がある。必ずしも「去れ」と命じる必要はない。男は左から刺鍼し、女は右から刺鍼する。もし数カ所に鍼しても喋らねば、すべての穴位に刺鍼する。五番目は鬼路（申脈穴。火鍼を七回焼いて二～三回刺す）。六番目は鬼枕（大椎の上で、髪際を一寸入る）。七番目は鬼床（耳の前で髪際の穴。つまり頬車）。八番目は鬼市（承漿穴）。九番目は鬼営（労宮穴）。十番目は鬼堂（上星に火鍼を七回焼いて刺す）。十一番目は鬼蔵（陰嚢の下端で正中線。灸三壮）。十二番目は鬼臣（曲池。火鍼）。十三番目は鬼封（舌の下一寸の舌小帯中央。海泉）。順次に刺鍼する。鍼灸ともに主治する。

（百六十五）見鬼。陽谿。

幽霊を見る。陽渓。

（百六十六）魘夢。商丘。

悪夢。商丘。

（百六十七）中悪不省。水溝、中脘、気海。

急に人事不省となる。水溝、中脘、気海。

（百六十八）不省人事。三里、大敦。

人事不省。足三里、大敦。

（百六十九）発狂。少海、間使、神門、合谷、復溜、後谿、絲竹空。

発狂。少海、間使、神門、合谷、復溜、後渓、糸竹空。

（百七十）狐魅神邪迷附、癲狂。以両手両足－大拇指、用縄縛定、艾炷－著四処、尽灸。一処不到、其疾不愈。灸三壮（即－鬼眼穴）。小児胎癇、奶癇、驚癇－亦依此法灸一壮。炷如小麦大。

狐や魑魅魍魎、神や邪が憑依して惑わせたり、気が狂う。両手両足の親指を紐で縛って固定し、その合わせ目に施灸する。一カ所でも施灸しなければ、その病は治らない。灸三壮（鬼眼穴）。新生児の癲癇（てんかん）や乳児の癲癇、驚いて癲癇発作を起こしたものにも、この方法により小麦大の艾炷で灸一壮すえる。

（百七十一）卒狂。間使、後谿、合谷。
突然に狂う。間使、後渓、合谷。

（百七十二）狂走。風府、陽谷。
狂って走り廻（まわ）る。風府、陽谷。

（百七十三）瘈瘲指掣。瘂門、陽谷、腕骨、帯脈。
痙攣（けいれん）して指が引き攣（つ）る。瘂門、陽谷、腕骨、帯脈。

（百七十四）呆痴。神門、少商、湧泉、心兪。
ぼんやりする。神門、少商、湧泉、心兪。

（百七十五）久狂−登高而歌、棄衣而走。神門、後谿、衝陽。

慢性的に狂って、高い場所に登って歌い、服を脱ぎ捨てて走る。神門、後渓、衝陽。

(百七十六) 瘈驚。百会、解谿。
驚いてヒキツケる。百会、解渓。

(百七十七) 暴驚。下廉。
小児が驚いて泣く。下巨虚。

(百七十八) 癲疾。前谷、後谿、水溝、解谿、金門、申脈。
頭の疾患。前谷、後渓、水溝、解渓、金門、申脈。

●霍乱部 (激しく下痢して嘔吐する)

(百七十九) 霍乱。陰陵、承山、解谿、太白。
コレラ。陰陵泉、承山、解渓、太白。

（百八十）霍乱-嘔吐。支溝。

コレラで嘔吐する。支溝。

（百八十一）霍乱-吐瀉。関衝、支溝、尺沢、三里、太白。先取-太谿、後取-太倉。

コレラで吐いたり下す。関衝、支溝、尺沢、足三里、太白。先に太渓を取り、後で中脘を取る。

（百八十二）霍乱-転筋。支溝、関衝、陰陵、承山、陽輔、中封、解谿、丘墟、公孫、太白、大都。

コレラでコムラガエリする。支溝、関衝、陰陵泉、承山、陽輔、中封、解渓、丘墟、公孫、太白、大都。

●瘧疾部（寒熱往来）

（百八十三）瘧疾。百会、経渠、前谷。

マラリア症状。百会、経渠、前谷。

（百八十四）温瘧。中脘、大椎。

発熱してから悪寒し、悪寒の少ないマラリア症状。中脘、大椎。

（百八十五）痎瘧。腰兪。

マラリア症状。腰兪。

（百八十六）瘧疾－発寒熱。合谷、液門、商陽。

マラリア症状で悪寒発熱する。合谷、液門、商陽。

（百八十七）痎瘧－寒熱。後谿、合谷。

マラリア症状で悪寒発熱する。後渓、合谷。

（百八十八）瘧疾－振寒。上星、丘墟、陥谷。

マラリア症状で寒（さむ）けがして振るえる。上星、丘墟、陥谷。

（百八十九）頭痛。腕骨。

頭痛。腕骨。

（百九十）寒瘧。三間。

寒(さむ)けがあって発熱し、発熱の少ないマラリア症状。三間。

（百九十一）心煩。神門。

胸中煩悶(はんもん)。神門。

（百九十二）寒瘧－不食。公孫、内庭、厲兌。

寒けがあって発熱するマラリア症状により、食べない。公孫、内庭、厲兌。

（百九十三）久瘧。中渚、商陽、丘墟。

慢性のマラリア症状。中渚、商陽、丘墟。

（百九十四）熱多寒少。間使、三里。

発熱が多くて寒けが少ない。間使、足三里。

（百九十五）脾寒－発瘧。大椎、間使、乳根。
脾寒（ひかん）によるマラリア症状。大椎、間使、乳根。

＊脾寒とは、飲食が消化せず、だるくてゲップし、楽しくない。

●腫脹部（浮腫）

（百九十六）渾身浮腫。曲池、合谷、三里、内庭、行間、三陰交。
全身の浮腫。曲池、合谷、足三里、内庭、行間、三陰交。

（百九十七）水腫。列缺、腕骨、合谷、間使、陽陵、陰谷、三里、曲泉、解谿、陥谷、復溜、公孫、厲兌、衝陽、陰陵、胃兪、水分、神闕。
浮腫。列欠、腕骨、合谷、間使、陽陵泉、陰谷、足三里、曲泉、解渓、陥谷、復溜、公孫、厲兌、衝陽、陰陵泉、胃兪、水分、神闕の灸。

（百九十八）四肢浮腫。曲池、通里、合谷、中渚、液門、三里、三陰交。
四肢の浮腫。曲池、通里、合谷、中渚、液門、足三里、三陰交。
（百九十九）風浮身腫。解谿。
急性の浮腫で全身が腫（は）れる。解渓。
（二百）腫ー水気脹満。復溜、神闕。
浮腫により水分で膨（ふく）れる。復溜、神闕の灸。
（二百一）水脹脇満。陰陵泉。
水分で膨（ふく）れて脇が膨満（ぼうまん）する。陰陵泉。
（二百二）偏身腫満ー食不化。腎兪（百壮）。
全身が腫れて消化不良。腎兪（百壮）。
（二百三）鼓脹。復溜、公孫、中封、太白、水分。

腹水。復溜、公孫、中封、太白、水分。

（二百四）**消癉**。**太谿**。

糖尿病で痩せる。太渓。

（二百五）**傷飽身黄**。**章門**。

小児が食べすぎで身体が黄色くなる。章門。

（二百六）**紅癉**。**百会、曲池、合谷、三里、委中**。

紅癉（こうたん）。百会、曲池、合谷、足三里、委中。

＊紅癉は不明。癉は熱の意味だから、赤くなって発熱するものと思う。癉は胃熱で徐々に痩せてゆくもの。

（二百七）**黄疸**。**百労、腕骨、三里、湧泉、中脘、膏肓、大陵、労宮、太谿、中封、然谷、太衝、復溜、脾俞**。

黄疸。大椎、腕骨、足三里、湧泉、中脘、膏肓、大陵、労宮、太渓、中封、然谷、太衝、復溜、脾兪。

●汗部

（二百八）無汗。上星、瘂門、風府、風池、支溝、経渠、大陵、陽谷、腕骨、前谷、中渚、液門、魚際、合谷、中衝、少商、商陽、大都、委中、陥谷、厲兌、侠谿。

汗をかかない。上星、瘂門、風府、風池、支溝、経渠、大陵、陽谷、腕骨、前谷、中渚、液門、魚際、合谷、中衝、少商、商陽、大都、委中、陥谷、厲兌、侠渓。

（二百九）汗不出。曲沢、魚際、少沢、上星、曲泉、復溜、崑崙、侠谿、竅陰。

汗が出ない。曲沢、魚際、少沢、上星、曲泉、復溜、崑崙、侠渓、竅陰。

（二百十）自汗。曲池、列缺、少商、崑崙、衝陽、然谷、大敦、湧泉。

ダラダラと汗が出る。曲池、列欠、少商、崑崙、衝陽、然谷、大敦、湧泉。

（二百十一）少汗。先補－合谷、次瀉－復溜。

あまり汗が出ない。まず合谷に補法、次に復溜へ瀉法。

（二百十二）多汗。先瀉ｰ合谷、次補ｰ復溜。

多く汗が出る。まず合谷に瀉法、次に復溜へ補法。

●痹厥部（痛みや冷え）

（二百十三）風痹。尺沢、陽輔。

移動する痛み。尺沢、陽輔。

（二百十四）積癖、痰痹。膈兪。

腹や胸部のシコリで、シコリに痰が固まって痛むもの。膈兪。

（二百十五）寒厥。太淵、液門。

寒厥（かんけつ）。太淵、液門。

＊寒厥とは、四肢厥逆、身体が冷たくて顔が青い、横になって丸くなる、指の爪が青黒い、腹痛、下痢、消化不良、排尿が多い、咽が渇かない、人事不省などの症状があるもの。

（二百十六）痿厥。丘墟。

足が萎（な）えて冷える。丘墟。

（二百十七）尸厥如死、及不知人事。灸‐厲兌（三壮）。

死んだように失神する、および人事不省（じんじふせい）。厲兌の灸（三壮）。

（二百十八）身寒痹。曲池、列缺、環跳、風市、委中、商丘、中封、臨泣。

身体の激しい痛み。曲池、列欠、環跳、風市、委中、商丘、中封、足臨泣。

（二百十九）厥逆。陽輔、臨泣、章門。如脈絶。灸‐間使、或‐復溜。

手足が冷たくなって失神する。陽輔、足臨泣、章門。脈が触れなければ、間使あるいは復溜に灸。

（二百二十）尸厥。列缺、中衝、金門、大都、内庭、厲兌、隠白、大敦。

死んだように失神する。列欠、中衝、金門、大都、内庭、厲兌、隠白、大敦。

（二百二十一）四肢厥。尺沢、小海、支溝、前谷、三里、三陰交、曲泉、照海、太谿、内庭、行間、大都。

四肢が冷たい。尺沢、小海、支溝、前谷、足三里、三陰交、曲泉、照海、太渓、内庭、行間、大都。

●腸痔、大便部（痔や大便）

（二百二十二）腸鳴。三里、陥谷、公孫、太白、章門、三陰交、水分、神闕、胃兪、三焦兪。

腸鳴。足三里、陥谷、公孫、太白、章門、三陰交、水分、神闕の灸、胃兪、三焦兪。

（二百二十三）腸鳴而泄。神闕、水分、三間。

腸鳴して下痢する。神闕の灸、水分、三間。

（二百二十四）食泄。上廉、下廉。

食泄。上巨虚、下巨虚。

＊食泄とは、食積による泄瀉。弦緊脈、腹痛すると排便し、排便すると腹痛が和らぐ。

（二百二十五）暴泄。隠白。

いきなりの激しい下痢。隠白。

（二百二十六）洞泄。腎俞。

食べると下痢する。腎俞。

（二百二十七）溏泄。太衝、神闕、三陰交。

水様便。太衝、神闕の灸、三陰交。

（二百二十八）泄不止。神闕。

下痢が止まらない。神闕の灸。

（二百二十九）出泄不覚。中脘。

便が漏れたのが分からない。中脘。

（二百三十）痢疾。曲泉、太谿、太衝、丹田、脾兪、小腸兪。

細菌性の下痢。曲泉、太渓、太衝、石門、脾兪、小腸兪。

（二百三十一）便血。承山、復溜、太衝、太白。

血便（けつべん）。承山、復溜、太衝、太白。

（二百三十二）大便不禁。丹田、大腸兪。

便が漏れる。石門、大腸兪。

（二百三十三）大便不通。承山、太谿、照海、太衝、小腸兪、太白、章門、膀胱兪。

便秘（べんぴ）。承山、太渓、照海、太衝、小腸兪、太白、章門、膀胱兪。

（二百三十四）大便下重。承山、解谿、太白、帯脈。

排便すると下腹（したばら）が重い（渋り腹）。承山、解渓、太白、帯脈。

（二百三十五）閉塞。照海、太白、章門。

便秘。照海、太白、章門。

（二百三十六）泄瀉。曲泉、陰陵泉、然谷、束骨、隠白、三焦兪、中脘、天枢、脾兪、腎兪、大腸兪。

下痢。曲泉、陰陵泉、然谷、束骨、隠白、三焦兪、中脘、天枢、脾兪、腎兪、大腸兪。

（二百三十七）五痔。委中、承山、飛揚、陽輔、復溜、太衝、侠谿、気海、会陰、長強。

五痔（ごぢ）。委中、承山、飛揚、陽輔、復溜、太衝、侠渓、気海、会陰、長強。

＊五痔とは、牝痔、牡痔、脈痔、腸痔、血痔。

（二百三十八）腸風。尾窮骨尽処ー灸百壮、即愈。

下血（げけつ）。長強に灸百壮すれば直（ただ）ちに治る。

（二百三十九）大小便ー不通。胃脘（灸三百壮）。

大小便が出ない。上脘（灸三百壮）。

（二百四十）腸癰痛。太白、陥谷、大腸兪。
虫垂炎の痛み。太白、陥谷、大腸兪。

（二百四十一）脱肛。百会、尾窮（七壮）、臍中（随年壮）。
脱肛（だっこう）。百会、長強（七壮）、神闕（年齢が壮数）。

（二百四十二）血痔泄、腹腫。承山、復溜。
血便（けつべん）で腹が腫れる。承山、復溜。

（二百四十三）痔疾、骨疽蝕。承山、商丘。
痔（ぢ）、骨疽（こつそ）となって蝕まれる。承山、商丘。
＊骨疽とは附骨疽（ふこつそ）のこと。オデキが長期に治らず、治っても再発し、瘻孔（ろうこう）から骨が排出されるもの。

（二百四十四）久痔。二白（在掌後四寸）、承山、長強。
慢性の痔。二白（にはく）（手掌から上四寸）、承山、長強。
＊二白の原文は「三百」。『大成』に基づいて改めた。二白は、前腕屈側で、手関節横紋から体幹に四寸。橈側手根屈

筋の両側。一腕に二穴。

●陰疝、小便部（鼡径ヘルニアと尿）

（二百四十五）寒疝腹痛。**陰市、太谿、肝兪。**

鼡径ヘルニアによる腹痛。陰市、太渓、肝兪。

（二百四十六）疝瘕。陰蹻（此二穴、在足内踝下陥中。主ー卒疝、小腹疼痛。左取右、右取左、灸三壮。女人ー月水不調、亦灸）。

疝瘕。照海（この二穴は、足内踝の下陥中にある。突然の鼡径ヘルニア、下腹の疼痛を主治する。左の症状には右側、右の症状には左側を取る。灸三壮。女性の生理不順にも施灸する）。

＊疝瘕は、瘕疝、蠱とも呼ぶ。腹にシコリがあり、下腹に熱痛があり、尿道から膿が出る。

（二百四十七）卒疝。丘墟、大敦、陰市、照海。

突然の鼡径ヘルニア。丘墟、大敦、陰市、照海。

（二百四十八）痃癖。太谿、三里、陰陵泉、曲泉、脾兪、三陰交。

腹部や脇肋部のシコリ。太渓、足三里、陰陵泉、曲泉、脾兪、三陰交。

（二百四十九）癩疝。曲泉、中封、太衝、商丘。

鼡径ヘルニア。曲泉、中封、太衝、商丘。

（二百五十）疝瘕。陰陵、太谿、丘墟、照海。

疝瘕。陰陵泉、太渓、丘墟、照海。

（二百五十一）腸澼、癩疝、小腸痛。通谷（灸百壮）、束骨、大腸兪。

下痢、鼡径ヘルニア、小腸の痛み。通谷（灸百壮）、束骨、大腸兪。

（二百五十二）偏墜、木腎。帰来、大敦、三陰交。

片側の鼡径ヘルニア、木腎（もくじん）。帰来、大敦、三陰交。

＊木腎とは、睾丸が硬くなって痺れ、腫れるが痛みのないもの。

（二百五十三）痃癖、膀胱小腸。燔鍼刺－五枢、気海、三里、三陰交、気門（百壮）。

膀胱や小腸のシコリ。五枢、気海、足三里、三陰交に火鍼を刺し、気門（きもん）へ灸百壮。

＊気門は関元の傍ら三寸。

（二百五十四）陰痛。太衝、大敦。

陰部の痛み。太衝、大敦。

（二百五十五）陰腎偏大、小便数、或－陰入腹。大敦。

睾丸（こうがん）が片方だけ腫れる、頻尿、あるいは睾丸が腹に入る。大敦。

（二百五十六）陰腫。曲泉、太谿、大敦、腎兪、三陰交。

外陰部の腫れ。曲泉、太渓、大敦、腎兪、三陰交。

（二百五十七）陰茎痛。陰陵泉、曲泉、陰谷、行間、太衝、三陰交、大敦、太谿、腎兪、中極。

陰茎（いんけい）の痛み。陰陵泉、曲泉、陰谷、行間、太衝、三陰交、大敦、太渓、腎兪、中極。

（二百五十八）陰茎痛、陰汗湿。太谿、魚際、中極、三陰交。
陰茎が痛くて、陰部に汗をかいて湿る。太渓、魚際、中極、三陰交。

（二百五十九）腎臓虚冷、日漸羸痩、労傷、陰疼、凜凜少気、遺精。腎兪。
腎陽が虚して冷え、日に日に痩せ、常に倦怠感がある、陰部が痛む、身体が冷えて呼吸が弱い、遺精。腎兪。

（二百六十）転胞－不溺、淋瀝。関元。
妊娠して尿が出ない、ポタポタ出る。関元。

（二百六十一）遺精白濁。腎兪、関元、三陰交。
遺精して白濁する。腎兪、関元、三陰交。

（二百六十二）夢遺失精。曲泉（百壮）、中封、太衝、至陰、膈兪、脾兪、三陰交。
夢を見て遺精する。曲泉（百壮）、中封、太衝、至陰、膈兪、脾兪、三陰交。

（二百六十三）寒熱気淋。陰陵。
悪寒発熱する前立腺肥大症状。陰陵泉。

（二百六十四）淋癃。曲泉、然谷、陰陵泉、行間、大敦、小腸兪、湧泉、気門（百壮）。
尿の出が悪い、尿が出ない。曲泉、然谷、陰陵泉、行間、大敦、小腸兪、湧泉、気門（関元の傍ら三寸に灸百壮）。

（二百六十五）小便黄赤。陰谷、太谿、腎兪、気海、膀胱兪、関元。
オレンジ色の尿。陰谷、太渓、腎兪、気海、膀胱兪、関元。

（二百六十六）小便五色。委中、前谷。
五色の尿。委中、前谷。

（二百六十七）小便不禁。承漿、陰陵泉、委中、太衝、膀胱兪、大敦。
尿漏れ。承漿、陰陵泉、委中、太衝、膀胱兪、大敦。

（二百六十八）小便赤ｌ如血。大陵、関元。
血のように赤い尿。大陵、関元。

（二百六十九）婦人ｌ転胞、不利小便。灸ｌ関元（二七壮）。
婦人が妊娠して尿が出ない、尿が出にくい。関元の灸（二×七壮）。

＊原文は胞転だが、改めた。

（二百七十）遺溺。神門、魚際、太衝、大敦、関元。
遺尿。神門、魚際、太衝、大敦、関元。

（二百七十一）陰痿、丸騫。陰谷、陰交、然谷、中封、太衝。
インポテンツ、睾丸が腹に入る。陰谷、陰交、然谷、中封、太衝。

（二百七十二）陰挺出。太衝、少府、照海、曲泉。
子宮脱。太衝、少府、照海、曲泉。

＊少府は子宮脱を主治しないので、蠡溝の誤りと思われる。

（二百七十三）疝気、偏墜。以小縄量ー患人口両角為一分、作三摺ー成三角如△様。以一角ー安臍心、両角在臍下、両傍尽処ー是穴。患左灸右、患右灸左。二七壮、立愈。二穴倶灸亦可。

単径ヘルニアで片方の睾丸(こうがん)が膨れる。紐(ひも)で患者の両口角(こうかく)を測って一分とし、それを一辺とする三角形を作り、その頂点を臍(へそ)に置き、両角(かく)を臍の下に当てて、両辺の尽きる部位が穴位である。左が悪ければ右に、右が悪ければ左に施灸する。二×七壮で直(ただ)ちに治る。両側に施灸しても良い。

（二百七十四）膀胱気ー攻両脇臍下、陰腎入腹。灸ー臍下六寸、両傍各一寸。炷如小麦大。患左灸右、患右灸左。

前立腺肥大(ぜんりつせんひだい)で、両脇と臍下(さいか)が痛み、睾丸(こうがん)が腹に入る。臍下六寸の両側一寸ずつ。小麦大の艾炷で、左が悪ければ右に、右が悪ければ左に施灸する。

●頭面部

（二百七十五）頭痛。百会、上星、風府、風池、攅竹、絲竹空、小海、陽谿、大陵、後谿、合谷、腕骨、中衝、中渚、崑崙、陽陵。

頭痛。百会、上星、風府、風池、攅竹、糸竹空、小海、陽渓、大陵、後渓、合谷、腕骨、中衝、中渚、崑崙、陽陵泉。

（二百七十六）頭強痛。頬車、風池、肩井、少海、後谿、前谷。

頭が強ばって痛い。頬車、風池、肩井、少海、後渓、前谷。

（二百七十七）頭偏痛。頭維。

片頭痛。頭維。

（二百七十八）脳瀉。顖会、通谷。

蓄膿症（副鼻腔炎）で膿が出る。顖会、足通谷。

（二百七十九）頭風。上星、前頂、百会、陽谷、合谷、関衝、崑崙、侠谿。

慢性頭痛。上星、前頂、百会、陽谷、合谷、関衝、崑崙、侠渓。

（二百八十）脳痛。上星、風池、脳空、天柱、少海。

激しい頭痛。上星、風池、脳空、天柱、少海。

（二百八十一）頭風、面目赤。通里、解谿。

慢性頭痛で、顔や目が赤い。通里、解渓。

（二百八十二）頭風、牽引－脳頂痛。上星、百会、合谷。

慢性頭痛で、頭頂部まで痛い。上星、百会、合谷。

（二百八十三）偏正頭風。百会、前頂、神庭、上星、絲竹空、風池、合谷、攅竹、頭維。

慢性の片頭痛（へんずつう）や頭頂痛。百会、前頂、神庭、上星、糸竹空、風池、合谷、攅竹、頭維。

（二百八十四）酔後－頭風。印堂、攅竹、三里。

酒に酔ったあと頭痛する。印堂、攅竹、足三里。

（二百八十五）頭風、眩暈。合谷、豊隆、解谿、風池、垂手着両腿、灸－虎口内。

慢性頭痛やめまい。合谷、豊隆、解渓、風池、手を垂らして両腿に着ける（風市）、親指と人差指の間（虎口）。みずかき部分）に施灸。

（二百八十六）面腫。水溝、上星、攅竹、支溝、間使、中渚、液門、解谿、行間、厲兌、譩譆、天牖、風池。

顔が腫れる。水溝、上星、攅竹、支溝、間使、中渚、液門、解渓、行間、厲兌、譩譆、天牖、風池。

（二百八十七）面痒腫。迎香、合谷。

顔が痒くて腫れる。迎香、合谷。

（二百八十八）頭項倶痛。百会、後頂、合谷。

頭と後頸部がともに痛む。百会、後頂、合谷。

（二百八十九）頭風－冷涙出。攅竹、合谷。

慢性頭痛で、冷たい涙が出る。攅竹、合谷。

（二百九十）頭痛項強、重-不能挙、脊反折、不能回顧。承漿（先瀉後補）、風府。

頭痛して後頸部が強ばる、重量物を挙げられない、角弓反張、頸が回らない。承漿（瀉法したあと補法）、風府。

（二百九十一）脳昏、目赤。攢竹。

頭がぼんやりする、結膜炎。攢竹。

（二百九十二）面腫項強、鼻-生息肉。承漿（三分。推上復下）。

顔が腫れて後頸部が強ばる、鼻のポリープ。承漿（刺入三分。上に入れたあと、下に入れる）。

（二百九十三）頭旋。目窓、百会、申脈、至陰、絡却。

頭がクラクラする。目窓、百会、申脈、至陰、絡却。

（二百九十四）頭腫。上星、前頂、大陵（出血）、公孫。

頭が腫れぼったい。上星、前頂、大陵（出血）、公孫。

（二百九十五）頬腫。頬車。
頬の腫れ。頬車。

（二百九十六）頤頷腫。陽谷、腕骨、前谷、商陽、丘墟、侠谿、手三里。
アゴの腫れ。陽谷、腕骨、前谷、商陽、丘墟、侠渓、手三里。

（二百九十七）風動如虫行。迎香。
顔のチック。迎香。

（二百九十八）頭項強急。風府。
頭や後頚部が強ばって引き攣る。風府。

（二百九十九）頭目浮腫。目窓、陥谷。
顔や瞼（まぶた）の浮腫。目窓、陥谷。

（三百）眼瞼瞤動。頭維、攅竹。
瞼（まぶた）がピクピク動く。頭維、攅竹。

（三百一）脳風而疼。少海。
脳戸が冷えて痛む。少海。

（三百二）頭重身熱。腎兪。
頭が重くて発熱する。腎兪。

（三百三）眉後痛。肝兪。
眉（まゆ）の後ろが痛い。肝兪。

（三百四）毛髪焦脱。下廉。
毛髪（もうはつ）が焦（こ）げたようになって脱（ぬ）ける。下巨虚。

（三百五）面浮腫。厲兌。

顔の浮腫。厲兌。

（三百六）面腫。灸ー水分。

顔の腫れ。水分の灸。

（三百七）頭目眩疼、皮腫、生ー白屑。灸ー顖会。

頭や目がクラクラして痛む、皮膚（ひふ）の腫れ、フケが多くて毛髪（もうはつ）も抜（ぬ）ける。顖会の灸。

●咽喉部

（三百八）喉痹。頬車、合谷、少商、尺沢、経渠、陽谿、大陵、二間、前谷。

喉の痛み。頬車、合谷、少商、尺沢、経渠、陽渓、大陵、二間、前谷。

（三百九）鼓頷。少商。

寒（さむ）けがしてアゴをガチガチ鳴らす。少商。

（三百十）咽中如梗。間使、三間。
咽頭にトゲが刺さったような感じ。間使、三間。

（三百十一）咽腫。中渚、太谿。
咽頭の腫れ。中渚、太渓。

（三百十二）咽外腫。液門。
咽頭外側の腫れ。液門。

（三百十三）咽痛。風府。
咽頭の痛み。風府。

（三百十四）噎食不下。灸ー膻中。
食道を食物が下りない。膻中の灸。

（三百十五）咽中閉。曲池、合谷。

食道閉塞。曲池、合谷。

（三百十六）咽喉腫痛－閉塞、水粒不下。合谷、少商、兼以三稜鍼－刺手大指背頭節上、甲根下、排刺三鍼。

咽喉の腫痛で閉塞し、水滴も飲めない。合谷、少商、そして手の親指背側で指節間関節（大骨空）、爪甲根部の下を三稜鍼で三鍼ほど排刺する（三商穴。老商、中商、少商）。

（三百十七）双蛾。金津、玉液、少商。

両側の扁桃腺の腫れ。金津、玉液、少商。

（三百十八）単蛾。少商、合谷、廉泉。

片側の扁桃腺の腫れ。少商、合谷、廉泉。

＊原文は単鵝だが、鵝は蛾の誤り。腫れたリンパ節が、白いカイコの繭のように見えることから蛾と呼ぶ。

（三百十九）咽喉腫－閉甚者。以細三稜鍼、蔵於筆管中、戯言、以没薬点－腫痹処、乃刺之。否則病人恐惧、不能愈疾。

咽喉が腫れて閉塞の激しいアデノイド。細い三稜鍼を毛筆の中に隠し、没薬で腫れて痛む部位に印し、冗談を言いながら、その点を毛筆で刺す。鍼を隠さないと病人が恐がって刺せず、治せない。

●耳目部

（三百二十）耳鳴。百会、聴会、聴宮、耳門、絡却、陽谿、陽谷、前谷、後谿、腕骨、中渚、液門、商陽、腎兪。

耳鳴り。百会、聴会、聴宮、耳門、絡却、陽渓、陽谷、前谷、後渓、腕骨、中渚、液門、商陽、腎兪。

（三百二十一）聤生瘡、有膿汁。耳門、翳風、合谷。

耳にデキモノができて膿が流れる（中耳炎）。耳門、翳風、合谷。

（三百二十二）重聴、無所聞。耳門、風池、侠谿、翳風、聴会、聴宮。

何度も聞き返し、聞こえない。耳門、風池、侠渓、翳風、聴会、聴宮。

（三百二十三）目赤。目窓、大陵、合谷、液門、上星、攅竹、絲竹空。

結膜炎（けつまくえん）。目窓、大陵、合谷、液門、上星、攅竹、糸竹空。

（三百二十四）目風赤爛。陽谷。

瞼が赤く爛（ただ）れて涙が出る（眼瞼炎）。陽谷。

（三百二十五）赤翳。攅竹、後谿、液門。

目が赤い翼状片（よくじょうへん）で覆（おお）われる。攅竹、後渓、液門。

（三百二十六）目赤膚翳。太淵、侠谿、攅竹、風池。

結膜炎となって翼状片が覆う。太淵、侠渓、攅竹、風池。

（三百二十七）目翳膜。合谷、臨泣、角孫、液門、後谿、中渚、睛明。

翼状片。合谷、頭臨泣、角孫、液門、後渓、中渚、睛明。

（三百二十八）白翳。臨泣、肝俞。
白内障。頭臨泣、肝俞。

（三百二十九）睛痛。内庭、上星。
眼痛。内庭、上星。

（三百三十）冷涙。睛明、臨泣、風池、腕骨。
眼に熱感がないのに涙が出る。睛明、頭臨泣、風池、腕骨。

（三百三十一）迎風有涙。頭維、睛明、臨泣、風池。
風に当たると涙が出る。頭維、睛明、頭臨泣、風池。

（三百三十二）目涙出。臨泣、百会、液門、後谿、前谷、肝俞。
涙が出る。頭臨泣、百会、液門、後渓、前谷、肝俞。

（三百三十三）風生卒生ｰ翳膜、両目疼痛ｰ不可忍者。睛明、手中指本節間尖上ｰ三壮。

急に翼状片ができて、両目が痛くてたまらない。睛明、手背の中指で中手指節関節の間、拳（こぶし）を握った尖端（拳尖（けんせん））に三壮。

（三百三十四）青盲－無所見。肝兪、商陽（左取右、右取左）。
緑内障や視神経萎縮で見えない。肝兪、商陽（左目には右側、右目には左側を取る）。

（三百三十五）眼睫毛倒。絲竹空。
逆睫毛（さかまつげ）。糸竹空。

（三百三十六）目眥急痛。三間。
目眥（もくじ）が引き攣（つ）って痛む。三間。

（三百三十七）目昏。頭維、攅竹、睛明、目窓、百会、風府、風池、合谷、肝兪、腎兪、絲竹空。
視野がぼやける。頭維、攅竹、睛明、目窓、百会、風府、風池、合谷、肝兪、腎兪、糸竹空。

（三百三十八）目眩。臨泣、風府、風池、陽谷、中渚、液門、魚際、絲竹空。

視野が暗くなる。頭臨泣、風府、風池、陽谷、中渚、液門、魚際、糸竹空。

（三百三十九）目痛。陽谿、二間、大陵、三間、前谷、上星。

眼痛（がんつう）。陽渓、二間、大陵、三間、前谷、上星。

（三百四十）風目眶爛、風涙出。頭維、顴髎。

突然に眼瞼（がんけん）が爛（ただ）れ、風で涙が出る。頭維、顴髎。

（三百四十一）眼痒眼疼。光明（瀉）、五会。

眼の痒みや痛み。光明（瀉法）、地五会。

（三百四十二）目生翳。肝兪、命門、瞳子髎（在目外眥五分、得気乃瀉）、合谷、商陽。

目に翼状片（よくじょうへん）ができる。肝兪、命門、瞳子髎（外眥（がいじ）の外五分、得気したら瀉す）、合谷、商陽。

（三百四十三）小児雀目、夜不見物。灸―手大指、甲後一寸、内廉―横紋頭、白肉際、各一壮。

小児のトリ目で、夜になると見えない。手の親指で、爪の後ろ一寸。橈側で横紋の端、手の平との境目（鳳眼(ほうがん)）、一壮ずつ施灸する。

●鼻口部

（三百四十四）鼻有息肉。迎香。

鼻茸(はなたけ)（鼻のポリープ）。迎香。

（三百四十五）衄血。風府、曲池、合谷、三間、二間、後谿、前谷、委中、申脈、崑崙、厲兌、上星、隠白。

鼻血。風府、曲池、合谷、三間、二間、後渓、前谷、委中、申脈、崑崙、厲兌、上星、隠白。

（三百四十六）鼽衄。風府、二間、迎香。

鼻水や鼻血。風府、二間、迎香。

（三百四十七）鼻塞。上星、臨泣、百会、前谷、厲兌、合谷、迎香。

鼻詰まり。上星、頭臨泣、百会、前谷、厲兌、合谷、迎香。

（三百四十八）鼻流清涕。人中、上星、風府。

無色透明な鼻水。人中、上星、風府。

（三百四十九）脳瀉、鼻中臭涕出。曲差、上星。

蓄膿症（ちくのうしょう）で、鼻から臭い鼻水が出る。曲差、上星。

（三百五十）鼻衄。上星（灸二七壮）、絶骨、顖会。又一法、灸ー項後、髪際両筋間、宛宛中。

鼻血。上星（灸二×七壮）、絶骨、顖会。また一法、後頸部の後ろの髪際で、僧帽筋の間の凹み（瘂門）に灸。

（三百五十一）久病、流涕不禁。百会（灸）。

慢性病で、鼻水が止まらない。百会（灸）。

（三百五十二）口乾。尺沢、曲沢、大陵、二間、少商、商陽。
口が乾燥するが水を飲まない。尺沢、曲沢、大陵、二間、少商、商陽。

（三百五十三）咽乾。太淵、魚際。
咽（のど）のイガイガ。太淵、魚際。

（三百五十四）消渇。水溝、承漿、金津、玉液、曲池、労宮、太衝、行間、商丘、然谷、隠白（百日已上者、切不可灸）。
すぐに空腹となって咽喉（のど）が渇（かわ）く。水溝、承漿、金津（きんしん）、玉液（ぎょくえき）、曲池、労宮、太衝、行間、商丘、然谷、隠白（糖尿病になって百日以上ならば、絶対に施灸してはならない）。

（三百五十五）唇乾有涎。下廉。
唇が乾いて涎（よだれ）が出る。下巨虚。

（三百五十六）舌乾涎出。復溜。
舌が乾いて涎が出る。復溜。

（三百五十七）唇乾ー飲不下。三間、少商。

唇が乾くが、飲料が飲めない。三間、少商。

（三百五十八）唇動如虫行。水溝。

唇がピクピク動く。水溝。

（三百五十九）唇腫。迎香。

唇の腫れ。迎香。

（三百六十）口喎、眼喎。頬車、水溝、列缺、太淵、合谷、二間、地倉、絲竹空。

口の歪み（ゆが）や眼の歪み（顔面麻痺）。頬車、水溝、列欠、太淵、合谷、二間、地倉、糸竹空。

（三百六十一）口噤。頬車、支溝、外関、列缺、内庭、厲兌。

歯を食い締め（し）て口を開けない。頬車、支溝、外関、列欠、内庭、厲兌。

（三百六十二）失音不語。間使、支溝、霊道、魚際、合谷、陰谷、復溜、然谷。

声が出なくて喋れない。間使、支溝、霊道、魚際、合谷、陰谷、復溜、然谷。

（三百六十三）舌緩。太淵、合谷、衝陽、内庭、崑崙、三陰交、風府。
舌に力が入らない。太淵、合谷、衝陽、内庭、崑崙、三陰交、風府。

（三百六十四）舌強。瘂門、少商、魚際、二間、中衝、陰谷、然谷。
舌が強ばる。瘂門、少商、魚際、二間、中衝、陰谷、然谷。

（三百六十五）舌黄。魚際。
舌が黄色。魚際。

（三百六十六）歯寒。少海。
歯が冷える。少海。

（三百六十七）歯痛。商陽。
歯痛。商陽。

（三百六十八）歯齲、悪風。合谷、厲兌。

虫歯で、歯に風が当たるのを嫌う。合谷、厲兌。

（三百六十九）歯齲。少海、小海、陽谷、合谷、液門、二間、内庭、厲兌。

虫歯。少海、小海、陽谷、合谷、液門、二間、内庭、厲兌。

（三百七十）齦痛。角孫、小海。

歯茎の痛み。角孫、小海。

（三百七十一）舌歯腐。承漿、労宮（各一壮）。

舌や歯が腐る（歯槽膿漏）。承漿、労宮（一壮ずつ）。

（三百七十二）牙疼。曲池、少海、陽谷、陽谿、二間、液門、頬車、内庭、呂細（在内踝骨尖上。灸二七壮）。

前歯痛。曲池、少海、陽谷、陽渓、二間、液門、頬車、内庭、呂細（内踝の中央。灸二×七壮）。

（三百七十三）上牙疼。人中、太淵、呂細。灸臂上‐起肉中五壮。

上前歯痛。人中、太淵、呂細。前腕で、肉の起きる中に灸五壮。

＊「臂上、起肉中」は、手三里かなと思う。呂細は奇穴。また太渓の別名でもある。

（三百七十四）下牙疼。龍玄（在側腕‐交叉脈）、承漿、合谷、腕上五寸‐両筋中間灸五壮。

下前歯痛。龍玄（りゅうげん）（手首の橈側で、交叉する脈）、承漿、合谷、手首の上五寸で、長掌筋腱と橈側手根屈筋腱の間に灸五壮。

＊龍玄は、列欠の上五分の静脈上。「腕上五寸、両筋中間」は、尺側の二白。長掌筋腱と橈側手根屈筋腱の間。

（三百七十五）不能嚼物。角孫。

物が噛（か）めない。角孫。

（三百七十六）牙疳蝕爛生瘡。承漿（炷如小箸大。灸七壮）。

歯肉炎で蝕（むしば）まれ、爛（ただ）れてオデキになる。承漿（小箸（こばし）ほどの艾炷で、灸七壮）。

●胸背脇部

（三百七十七）胸満。経渠、陽谿、後谿、三間、間使、陽陵、三里、曲泉、足臨泣。

胸の膨満感。経渠、陽渓、後渓、三間、間使、陽陵泉、足三里、曲泉、足臨泣。

（三百七十八）胸痹。太淵。

狭心症の痛み。太淵。

（三百七十九）胸膊悶。肩井。

胸や肩甲骨の不快感。肩井。

（三百八十）胸脇痛。天井、支溝、間使、大陵、三里、太白、丘墟、陽輔。

胸脇痛。天井、支溝、間使、大陵、足三里、太白、丘墟、陽輔。

（三百八十一）胸中澹澹。間使。

胸中がドクドクする。間使。

（三百八十二）胸満支腫。内関、膈兪。
胸が膨満して支えて腫れる。内関、膈兪。

（三百八十三）胸脇満ー引腹。下廉、丘墟、侠谿、腎兪。
胸脇の膨満感が腹まで及ぶ。下巨虚、丘墟、侠渓、腎兪。

（三百八十四）胸煩。期門。
胸苦しさ。期門。

（三百八十五）胸中寒。膻中。
胸中の冷え。膻中。

（三百八十六）肩背痠疼。風門、肩井、中渚、支溝、後谿、腕骨、委中。
肩背がだるくて痛い。風門、肩井、中渚、支溝、後渓、腕骨、委中。

（三百八十七）心胸痛。曲沢、内関、大陵。

心胸痛。曲沢、内関、大陵。

（三百八十八）胸満、血膨、有積塊、霍乱、腸鳴、喜噫。三里、期門（向外ｰ刺二寸、不補不瀉）。

胸が血で膨満してシコリがある、コレラ、腸鳴、ゲップが多い。足三里、期門（外側に向けて二寸刺し、補法も瀉法もしない）。

（三百八十九）脇満。章門。

脇部の膨満感。章門。

（三百九十）脇痛。陽谷、腕骨、支溝、膈兪、申脈。

脇痛。陽谷、腕骨、支溝、膈兪、申脈。

（三百九十一）缺盆腫。足臨泣、太淵、商陽。

欠盆の腫れ。足臨泣、太淵、商陽。

（三百九十二）脇与脊引。肝兪。

脇と背骨が引き攣（つ）る。肝兪。

（三百九十三）背膊項急。大椎。

背や肩甲骨、後頸部の引き攣り。大椎。

（三百九十四）腰背強直、不能転側。腰兪、肺兪。

腰や背が強直して身体を捻れない。腰兪、肺兪。

（三百九十五）腰脊強楚。委中、復溜。

腰や背骨が強（こわ）ばって痛だるい。委中、復溜。

（三百九十六）腰背傴僂。風池、肺兪。

腰背が亀（かめ）のように曲がる（円背）。風池、肺兪。

（三百九十七）背拘急。経渠。

背中が引き攣(つ)る。経渠。

（三百九十八）肩背相引。二間、商陽、委中、崑崙。

肩と背が引き攣(つ)る。二間、商陽、委中、崑崙。

（三百九十九）偏脇背痛痹。魚際、委中。

脇や背中全体が痛む。魚際、委中。

＊原文は「偏脇背痛痹」だが、それでは片側だけの痛みとなるので、偏は徧の誤字と考えた。

（四百）背痛。経渠、丘墟、魚際、崑崙、京骨。

背中の痛み。経渠、丘墟、魚際、崑崙、京骨。

（四百一）背膂強痛。委中。

背筋(はいきん)が強(こわ)ばって痛む。委中。

（四百二）腰背倶疼、難転。天牖、風池、合谷、崑崙。

腰背ともに痛くて身体を捻りにくい。天牖、風池、合谷、崑崙。

（四百三）脊内牽疼、不能屈伸。合谷、復溜、崑崙。

背骨の内側が引っ張られて痛み、身体を屈伸できない。合谷、復溜、崑崙。

（四百四）脊強、渾身痛、不能転側。瘂門。

背骨の強ばり、全身が痛くて身体を捻れない。瘂門。

（四百五）胸連脇痛。期門（先鍼）、章門、丘墟、行間、湧泉。

胸から脇まで痛む。期門（先に鍼）、章門、丘墟、行間、湧泉。

（四百六）肩痹痛。肩髃、天井、曲池、陽谷、関衝。

肩痛。肩髃、天井、曲池、陽谷、関衝。

●手足腰腋部

（四百七）手臂痛ー不能挙。曲池、尺沢、肩髃、三里、少海、太淵、陽池、陽谿、陽谷、前谷、合谷、液門、外関、腕骨。

手や腕が痛くて挙げられない。曲池、尺沢、肩髃、手三里、少海、太淵、陽池、陽渓、陽谷、前谷、合谷、液門、外関、腕骨。

（四百八）臂寒。尺沢、神門。

腕が冷える。尺沢、神門。

（四百九）臂内廉痛。太淵。

前腕内側の痛み。太淵。

（四百十）臂腕側痛。陽谷。

前腕や手首の尺側の痛み。陽谷。

（四百十一）手腕動揺。曲沢。
手が揺れる。曲沢。

（四百十二）腋痛。少海、間使、少府、陽輔、丘墟、足臨泣、申脈。
腋の痛み。少海、間使、少府、陽輔、丘墟、足臨泣、申脈。

（四百十三）腕労。天井、曲池、太淵、腕骨、列缺、液門。
腱鞘炎（けんしょうえん）。天井、曲池、太淵、腕骨、列欠、液門。

（四百十四）手腕無力。列缺。
手首の無力。列欠。

（四百十五）肘臂痛。肩髃、曲池、通里、手三里。
肘や前腕の痛み。肩髃、曲池、通里、手三里。

（四百十六）肘攣。尺沢、肩髃、小海、間使、大陵、後谿、魚際。

肘の痙攣（けいれん）。尺沢、肩髃、小海、間使、大陵、後渓、魚際。

（四百十七）肩臂痠重。支溝。

肩や腕がだるく重い。支溝。

（四百十八）肘臂手指－不能屈。曲池、手三里、外関、中渚。

肘と前腕（ぜんわん）や手指（しゅし）が曲げられない。曲池、手三里、外関、中渚。

（四百十九）手臂－麻木不仁。天井、曲池、外関、経渠、支溝、陽谿、腕骨、上廉、合谷。

手や前腕が痺（しび）れて感覚がない。天井、曲池、外関、経渠、支溝、陽渓、腕骨、上廉、合谷。

（四百二十）手臂冷痛。肩井、曲池、下廉。

手や前腕が冷たく痛む。肩井、曲池、下廉。

（四百二十一）手指－拘攣筋緊。曲池、陽谷、合谷。

手指が引き攣って筋肉が強ばる。曲池、陽谷、合谷。

（四百二十二）手熱。曲池、曲沢、内関、列缺、経渠、太淵、中衝、少衝、労宮。

手が熱い。曲池、曲沢、内関、列欠、経渠、太淵、中衝、少衝、労宮。

（四百二十三）手臂紅腫。曲池、通里、中渚、合谷、手三里、液門。

手や前腕が赤くなって腫れる。曲池、通里、中渚、合谷、手三里、液門。

（四百二十四）両手拘攣、偏風、癮疹、喉痹、胸脇䐜満、筋緩、手臂無力、皮膚枯燥。曲池（先瀉後補）、肩髃、手三里。

両手の痙攣、片麻痺、ジンマシン、喉の痛み、胸脇の膨満、筋肉に力が入らない、手や前腕の無力、皮膚がカサカサする。曲池（瀉法したあと補法）、肩髃、手三里。

（四百二十五）風痹、肘攣不挙。尺沢、曲池、合谷。

移動する痛み、肘が痙攣して挙がらない。尺沢、曲池、合谷。

（四百二十六）肩膊煩疼。肩髃、肩井、曲池。
肩や肩甲骨の痛み。肩髃、肩井、曲池。

（四百二十七）五指－皆痛。外関。
五指が全て痛む。外関。

（四百二十八）手攣指痛。少商。
手が痙攣して指が痛む。少商。

（四百二十九）掌中熱。列缺、経渠、太淵。
手掌中の熱感。列欠、経渠、太淵。

（四百三十）腋肘腫。尺沢、小海、間使、大陵。
腋や肘の腫れ。尺沢、小海、間使、大陵。

（四百三十一）腋下腫。陽輔、丘墟、臨泣。

腋下の腫れ。陽輔、丘墟、足臨泣。

（四百三十二）腰痛。肩井、環跳、陰市、三里、委中、承山、陽輔、崑崙。

腰痛。肩井、環跳、陰市、足三里、委中、承山、陽輔、崑崙。

（四百三十三）腰痛－難動。風市、委中、行間。

腰痛で動きにくい。風市、委中、行間。

（四百三十四）腰腿如水。陰市。

腰や腿（もも）が水のように冷たい。陰市。

（四百三十五）挫閃腰疼、脇肋痛。尺沢、曲池、合谷、手三里、陰陵泉、陰交、行間、足三里。

捻挫（ねんざ）して腰が痛む、脇肋部（きょうろく）の痛み。尺沢、曲池、合谷、手三里、陰陵泉、陰交、行間、足三里。

（四百三十六）腰脊強痛。腰兪、委中、湧泉、小腸兪、膀胱兪。

腰や背骨が強（こわ）ばって痛む。腰兪、委中、湧泉、小腸兪、膀胱兪。

（四百三十七）腰脚痛。環跳、風市、陰市、委中、承山、崑崙、申脈。

腰や脛の痛み。環跳、風市、陰市、委中、承山、崑崙、申脈。

（四百三十八）腿膝痠疼。環跳、陽陵泉、丘墟。

大腿や膝がだるく痛む。環跳、陽陵泉、丘墟。

（四百三十九）股膝内痛。委中、三里、三陰交。

股や膝内側の痛み。委中、足三里、三陰交。

（四百四十）脚膝痛。委中、三里、曲泉、陽陵、風市、崑崙、解谿。

脛や膝の痛み。委中、足三里、曲泉、陽陵泉、風市、崑崙、解渓。

（四百四十一）膝胻股腫。委中、三里、陽輔、解谿、承山。

膝脛や股が腫れる。委中、足三里、陽輔、解渓、承山。

（四百四十二）腰如坐水。陽輔。

水中に坐っているように腰の力がない。陽輔。

（四百四十三）足痿不収。復溜。

足が萎（な）えて力がない。復溜。

（四百四十四）風痹－脚胻麻木。環跳、風市。

動き回る痛み、足や脛の感覚がない。環跳、風市。

（四百四十五）足麻痺。環跳、陰陵、陽陵、陽輔、太谿、至陰。

足の麻痺（まひ）。環跳、陰陵泉、陽陵泉、陽輔、太渓、至陰。

（四百四十六）脚気。肩井、膝眼、風市、三里、承山、太衝、丘墟、行間。

脚気（かっけ）。肩井、膝眼（しつがん）、風市、足三里、承山、太衝、丘墟、行間。

（四百四十七）髀枢痛。環跳、陽陵、丘墟。

股関節の痛み。環跳、陽陵泉、丘墟。

（四百四十八）足寒熱。三里、委中、陽陵、復溜、然谷、行間、中封、大都、隠白。

足の寒熱。足三里、委中、陽陵泉、復溜、然谷、行間、中封、大都、隠白。

（四百四十九）脚腫。承山、崑崙、然谷、委中、下廉、髖骨、風市。

脛の腫れ。承山、崑崙、然谷、委中、下巨虚、髖骨（かんこつ）、風市。

＊髖骨の原文は「寛骨」。髖骨（かんこつ）は、梁丘の両側一寸五分ずつ。一側二穴。両側で四穴。

（四百五十）足寒如水。腎兪。

足が水のように冷たい。腎兪。

（四百五十一）渾身戦掉、胻痠。承山、金門。

全身がブルブル震える、脛がだるい。承山、金門。

（四百五十二）足胻寒。復溜、申脈、厲兌。

足や脛が冷える。復溜、申脈、厲兌。

（四百五十三）足攣。腎兪、陽陵、陽輔、絶骨。
足底が攣る。腎兪、陽陵泉、陽輔、絶骨。

（四百五十四）諸節皆痛。陽輔。
身体の節々が全部痛む。陽輔。

（四百五十五）腨腫。承山、崑崙。
フクラハギが腫れる。承山、崑崙。

（四百五十六）足緩。陽陵、衝陽、太衝、丘墟。
足に力が入らない。陽陵泉、衝陽、太衝、丘墟。

（四百五十七）脚弱。委中、三里、承山。
脚気。委中、足三里、承山。

（四百五十八）両膝紅腫疼。膝関、委中、三里、陰市。

両膝が赤く腫れて痛む。膝関、委中、足三里、陰市。

（四百五十九）足不能行。三里、曲泉、委中、陽輔、三陰交、復溜、衝陽、然谷、申脈、行間、脾兪。

足で歩けない。足三里、曲泉、委中、陽輔、三陰交、復溜、衝陽、然谷、申脈、行間、脾兪。

（四百六十）穿跟ー草鞋風。崑崙、丘墟、商丘、照海。

足跟（そっこん）（カカト）が赤くなって腫れる。崑崙、丘墟、商丘、照海。

（四百六十一）脚筋短急、足沈重、鶴膝、歴節風腫、悪風発、不能起床。風池。

下腿の筋肉が短くなって引き攣（つ）る、足が重い、大腿四頭筋が細る、リウマチによる膝の腫れ、悪風（おふう）がする、ベッドから起きられない。風池。

＊風池は風市とすべき。

（四百六十二）脚腕疼。委中、崑崙。

足首の痛み。委中、崑崙。

（四百六十三）足心疼。崑崙。

足底の痛み。崑崙。

（四百六十四）腰痛ｰ不能久立、腿膝脛痠重、及ｰ四肢不挙。跗陽。

腰痛で長く立てない、腿膝脛がだるく重い、および四肢が挙がらない。跗陽。

（四百六十五）腰重痛ｰ不可忍、及ｰ転側、起臥不便、冷痹、脚筋攣急ｰ不得屈伸。灸ｰ両脚曲脷、両紋頭四処、各三壮、一同灸。用両人ｰ両辺同吹、至火滅。若ｰ午時灸了、至晩、或ｰ臓腑鳴、或ｰ行一二次、其疾立愈。

腰が重く痛んで我慢できない、および身体を捻れない、起きたり寝たりが不便、ひどく痛む、下腿の筋が攣って屈伸できない。両足の膝窩で膝窩横紋の両端四カ所に三壮ずつ、一斉に施灸する。二人で両膝窩を同時に吹き、火が早く消えるようにする。昼間に施灸すれば夜になると臓腑が鳴ったりする、あるいは一〜二回で治る。

（四百六十六）腰痛ｰ不能挙。僕参（二穴在ｰ跟骨下陥中。拱足取之、灸三壮）。

腰痛で腰が挙がらない。僕参（二穴は踵骨の下陥中にある。足を組んで取穴する、灸三壮）。

（四百六十七）膝以上病。灸−環跳、風市。
膝から上の病。環跳、風市に灸。

（四百六十八）膝以下病。灸−犢鼻、膝関、三里、陽陵。
膝から下の病。犢鼻、膝関、足三里、陽陵泉に灸。

（四百六十九）足踝以上病。灸−三陰交、絶骨、崑崙。
足首から上の病。三陰交、絶骨、崑崙に灸。

（四百七十）足踝以下病。灸−照海、申脈。
足首から下の病。照海、申脈に灸。

（四百七十一）腿痛。髖骨。
大腿の痛み。髖骨（かんこつ）。

＊髖骨は奇穴。梁丘の両側一寸五分ずつ。一足に二穴。両側で四穴。原文は寛骨だが訂正した。

（四百七十二）脚気。一-風市（百壮或五十壮）、二-伏兎（鍼三分。禁灸）、三-犢鼻（五十壮）、四-膝眼、五-三里（百壮）、六-上廉、七-下廉（百壮）、八-絶骨。

脚気。一に風市（百壮か五十壮）、二に伏兎（鍼三分。灸はダメ）、三に犢鼻（五十壮）、四に膝眼、五に足三里（百壮）、六に上巨虚、七に下巨虚（百壮）、八に絶骨。

＊原文は脚気が「気脚」。『大成』に基づいて訂正した。

（四百七十三）脚-転筋、発時-不可忍者。脚踝上（一壮）。内筋急-灸内、外筋急-灸外。

フクラハギのコムラガエリで、コムラガエリが起きると耐えられない。踝の上に一壮。内側頭が引き攣れば内踝に灸、外側頭が引き攣れば外踝に灸。

（四百七十四）脚-転筋、多年不愈、諸薬不効者。灸-承山（二七壮）。

足のコムラガエリが長年に渡って治らず、薬を飲んでも効果がない。承山に二×七壮ほど施灸。

●婦人部

（四百七十五）月脈不調。気海、中極、帯脈（一壮）、三陰交、腎兪。
生理不順。気海、中極、帯脈（一壮）、三陰交、腎兪。

（四百七十六）月事不利。足臨泣、三陰交、中極。
生理がない。足臨泣、三陰交、中極。

（四百七十七）過時不止。隠白。
過多月経で、終わる時期でも止まらない。隠白。

（四百七十八）下経若冷、来無定時。関元。
生理時に冷える、生理不順。関元。

（四百七十九）女人ー漏下不止。太衝、三陰交。

生理がポタポタ続（つづ）いて終（お）わらない。太衝、三陰交。

（四百八十）血崩。気海、大敦、陰谷、太衝、然谷、三陰交、中極。

激しい不正出血。気海、大敦、陰谷、太衝、然谷、三陰交、中極。

（四百八十一）瘕聚。関元。

腹部のシコリ。関元。

（四百八十二）赤白帯下。帯脈、関元、気海、三陰交、白環兪、間使（三十壮）。

血や膿の混じった帯下（たいげ）（オリモノ）。帯脈、関元、気海、三陰交、白環兪、間使（三十壮）。

（四百八十三）小腹堅。帯脈。

下腹が堅い。帯脈。

（四百八十四）絶子。商丘、中極。

不妊。商丘、中極。

（四百八十五）因－産、悪露不止。気海、関元。
出産後の悪露（おろ）が止（と）まらない。気海、関元。

（四百八十六）産後－諸病。期門。
産後の諸病。期門。

（四百八十七）乳癰。下廉、三里、侠谿、魚際、委中、足臨泣、少沢。
乳腺炎。下巨虚、足三里、侠渓、魚際、委中、足臨泣、少沢。

（四百八十八）乳腫痛。足臨泣。
乳房の腫痛。足臨泣。

（四百八十九）難産。合谷（補）、三陰交（瀉）、太衝。
難産。合谷（補法）、三陰交（瀉法）、太衝。

（四百九十）横生－死胎。太衝、合谷、三陰交。

死んだ胎児の胎位異常。太衝、合谷、三陰交。

（四百九十一）横生－手先出。右足－小指尖（三壮－立産。炷如小麦大）。

胎位異常で手から出る。右足の小指尖（至陰に小麦大の艾炷で三壮すえれば直ち（ただ）に生まれる）。

（四百九十二）子上逼心、気悶欲絶。巨闕、合谷（補）、三陰交（瀉）。如－子手、掬－母心、生下－男左女右手心、有鍼痕－可験。不然、在－人中、或－脳後、有鍼痕。

つわりがひどく、悶絶（もんぜつ）しそう。巨闕、合谷（補法）、三陰交（瀉法）。胎児の手が、母親の心臓を掴（つか）んでおり、生まれた子供に、男なら左、女なら右手の手掌に鍼痕（しんこん）があれば効果があった。そうでなければ人中、あるいは脳の後ろに鍼痕がある。

＊これは迷信（めいしん）で、つわりは胎児が母親の心臓を掴（つか）むから起きるとされていた。後世では、胎児と心臓の間には横隔膜があるので、胎児が母親の心臓を掴むことなどありえないとされた。

（四百九十三）産後血暈、不識人。支溝、三里、三陰交。

産後のめまいで失神する。支溝、足三里、三陰交。

（四百九十四）堕胎後‐手足如氷、厥逆。肩井（五分。若覚‐悶乱、急鍼‐三里）。

堕胎（だたい）のあと手足が氷のように冷たく、失神する。肩井（五分。もし悶絶（もんぜつ）して乱れれば、すぐに足三里へ刺鍼する）。

（四百九十五）胎衣不下。中極、肩井。

胎盤（たいばん）が出ない。中極、肩井。

（四百九十六）陰挺出。曲泉、照海、大敦。

子宮脱。曲泉、照海、大敦。

（四百九十七）無乳。膻中（灸）、少沢（補）。此二穴‐神効。

乳が出ない。膻中（灸）、少沢（補法）。この二穴は特効がある。

（四百九十八）血塊。曲泉、復溜、三里、気海、丹田、三陰交。

子宮筋腫。曲泉、復溜、足三里、気海、石門、三陰交。

（四百九十九）婦人ㅣ経事正行、与ㅣ男子交、日漸羸痩、寒熱往来、精血相競。百労、腎兪、風門、中極、気海、三陰交。若以前証、作ㅣ虚労、治者非也。

婦人の生理は正常だが、性交すると日ごとに痩せ、寒熱往来して精血が協力しない。大椎、腎兪、風門、中極、気海、三陰交。こうした症状が結核で起きていれば、治療してはならない。

（五百）女子ㅣ月事不来、面黄、乾嘔、妊娠不成。曲池、支溝、三里、三陰交。

女子の生理が来ず、顔色がくすんだ黄色、嘔吐するが何も出ない、妊娠しない。曲池、支溝、足三里、三陰交。

（五百一）経脈過多。通里、行間、三陰交。

過多月経（かたげっけい）。通里、行間、三陰交。

（五百二）無時漏下。三陰交。

常に経血（けいけつ）が漏（も）れる。三陰交。

（五百三）欲ｌ断産。右足内踝上一寸。又一法ｌ灸臍下二寸三分（三壮）。
妊娠したくない。右足の内踝の上一寸（内踝上）。また一法、臍下（さいか）二寸三分（絶孕（ぜつよう））に灸三壮。
＊断産に鍼灸は効果がないと後世ではされている。流産ならできる。

（五百四）一切冷憊。灸ｌ関元。
冷えて疲弊（ひへい）する病は全て。関元の灸。

（五百五）月水不調、因結成塊。鍼ｌ間使。
生理不順のため子宮筋腫になる。間使の鍼。

●小児部

（五百六）大小五癇。水溝、百会、神門、金門、崑崙、巨闕。
大人や小児の癲癇（てんかん）。水溝、百会、神門、金門、崑崙、巨闕。

（五百七）驚風。腕骨。
　ひきつけ。腕骨。

（五百八）瘈瘲、五指掣。陽谷、腕骨、崑崙。
　痙攣、五指の痙攣。陽谷、腕骨、崑崙。

（五百九）揺頭張口、反折。金門。
　口を開けて頭を揺らし、反り返る。金門。

（五百十）風癇、目戴上。百会、崑崙、絲竹空。
　癲癇で手足を揺らし、目は上を向く。百会、崑崙、糸竹空。
　＊原文は「目帯上」。『大成』に基づいて「目戴上」に訂正した。

（五百十一）脱肛。百会、長強。
　脱肛。百会、長強。

（五百十二）卒疝。太衝。

突然の鼡径ヘルニア。太衝。

（五百十三）角弓反張。百会。

身体を反り返らせる。百会。

（五百十四）瀉痢。神闕。

下痢。神闕の灸。

（五百十五）赤遊風。百会、委中。

丹毒。百会、委中。

（五百十六）秋深－冷痢。灸－臍下二寸及三寸、動脈中。

秋が深まると冷えで下痢する。臍下二寸（石門）と三寸（関元）の動脈中に灸。

（五百十七）吐乳。灸－内庭（在膻中下一寸六分）。

乳を吐く。内庭の灸（膻中の下一寸六分）。

（五百十八）卒癇及猪癇。巨闕（灸三壮）。

突然の癲癇および豚の鳴き声を上げて癲癇発作が起きる。巨闕（灸三壮）。

（五百十九）口有瘡蝕、齦臭、穢気衝人。労宮（二穴。各一壮）。

口内炎、歯肉が臭い、ひどい口臭。労宮（二穴。一壮ずつ）。

（五百二十）卒患 ‐ 腹痛、肚皮青黒。灸 ‐ 臍四辺各半寸（三壮）、鳩尾骨下一寸（三壮）。

急に腹痛が起きて、腹の皮が青黒い。臍の四辺半寸ずつに灸三壮、鳩尾の下一寸（巨闕）に灸三壮。

（五百二十一）驚癇。頂上 ‐ 旋毛中（灸二壮）、耳後 ‐ 青絡（三壮。炷如小麦大）。

驚ろいて癲癇発作となる。頭頂のつむじの中（百会）に灸二壮、耳の後ろの青い毛細静脈（瘈脈）に三壮。小麦大の艾炷で。

（五百二十二）風癎、手指屈−如数物者。鼻上−髪際宛宛中（灸三壮）。

癲癎で手足を揺らし、物を数えるように指を折る。鼻の上で髪際の凹み（神庭）に灸三壮。


（五百二十三）二三歳−両目眥赤。大指次指間−後一寸五分（灸三壮）。

二～三歳で両目の端が赤い。親指と人差指の間から近位一寸五分（陽渓）に灸三壮。


（五百二十四）顖門不合。臍上、臍下、各五分。二穴（各三壮。灸瘡未発、顖門先合）。

大泉門が閉じない。臍の上、臍の下、それぞれ五分。二穴（三壮ずつ。灸瘡ができる前に大泉門が閉じる）。


（五百二十五）夜啼。百会（三壮）。

夜泣き。百会（三壮）。


（五百二十六）腎脹偏墜。関元（灸三七壮）、大敦（七壮）。

片側の鼡径ヘルニア。関元（灸三×七壮）、大敦（七壮）。

（五百二十七）猪癇ー如尸厥、吐沫。巨闕（三壮）。

豚の鳴き声を上げて癲癇となり、死んだようになって沫を吹く。巨闕（三壮）。


（五百二十八）食癇、先寒熱ー洒淅乃発。鳩尾上五分（灸三壮）。

乳児の癲癇で、発熱悪寒してゾクゾクしてから発作が起きる。鳩尾の上五分（灸三壮）。


（五百二十九）羊癇。九椎下ー節間（灸三壮）。又法、大椎上（三壮）。

羊の鳴き声を上げて癲癇が起きる。第九胸椎下の棘突起間（筋縮）に灸三壮。またの法、大椎の上に三壮。


（五百三十）牛癇。鳩尾（三壮）。又法、鳩尾、大椎（各三壮）。

牛の鳴き声を上げて癲癇が起きる。鳩尾に三壮。またの法、鳩尾と大椎に三壮ずつ。


（五百三十一）馬癇。僕参（二穴。各三壮）。又法、風府、臍中（各三壮）。

馬の鳴き声を上げて癲癇が起きる。僕参（二穴に三壮ずつ）。またの治療法、風府と臍中（神闕）に三壮ずつ。

（五百三十二）犬癇。両手心、足太陽、肋戸（各灸一壮）。

犬の鳴き声を上げて癲癇(てんかん)が起きる。労宮、京骨、肋戸(ろくと)に灸一壮ずつ。

＊肋戸は不明だが、字の感じから章門と思う。あるいは脳戸の誤字と思われる。

（五百三十三）鶏癇。足諸陽（各三壮）。

鶏の鳴き声を上げて癲癇が起きる。足の各陽経の原穴に三壮ずつ。

（五百三十四）牙疳蝕爛。承漿（鍼灸ｌ皆可）。

急性の歯肉炎(しにくえん)で爛(ただ)れる。承漿（鍼灸ともに良い）。

●瘡毒部（オデキ）

（五百三十五）治ｌ癰疽瘡毒、騎竹馬灸法。用ｌ薄篾、量ｌ患人手上。尺沢穴横紋ｌ比起、循肉至中指尖止ｌ截断。外用ｌ竹杠一条、以ｌ竹杠両頭、置凳上、令ｌ患人去衣、騎ｌ竹杠、以ｌ足微点地。以先比篾ｌ安杠上、竪篾ｌ循背直上、篾尽処ｌ以墨点記。只是取中、非灸穴也。

更以薄篾、量手中指節‐両横紋、為一寸。将‐篾於所点墨上両傍、各量一寸‐是穴。各灸五壮、或七壮止。不可多灸。此法、灸之‐無不愈者。蓋此二穴、心脈所過。凡‐癰疽之疾、皆‐心気留滞、故‐生此毒。灸此‐則心脈流通、即時安愈。可以‐起死回生、有‐非常効。

蜂巣炎(ほうそうえん)やオデキは、騎竹馬(きちくば)灸法で治す。まず薄い竹ベラで患者の腕を量る。尺沢穴の肘窩横紋から中指尖端までで竹ベラを切断する。ほかに竹竿(たけざお)一本を使うが、竹竿の両端を椅子(いす)に載(の)せ、患者の服を脱がせて竹竿に跨(また)らせ、足が僅(わず)かに地面に着くようにする。まず先に尺沢から中指まで測った竹ベラを竹竿の上に置き、竹ベラを背骨に沿わせて真っ直ぐに立て、竹ベラが尽きる部位に墨で印する。背骨の中央を取るが、これは灸穴ではない。違う竹ベラで手の中指の指節間関節間を測って一寸とする。この竹ベラを墨の印に置いて、両側一寸ずつを量るが、それが穴位である。灸を五壮、あるいは七壮すえる。多く施灸してはならない。この方法で施灸すれば必ず治る。この二穴は、心脈が通る。デキモノの病は、すべて心気が滞留(たいりゅう)して発生している。ここに施灸すれば心脈が流通するので、すぐに治る。起死回生(きしかいせい)できて、非常に効果がある。

（五百三十六）熱風癮疹。肩髃、曲池、曲沢、環跳、合谷、湧泉。

赤いジンマシン。肩髃、曲池、曲沢、環跳、合谷、湧泉。

（五百三十七）瘰癧。少海（先推鍼－皮上、注三十六息、推鍼入内、追核大小、勿出核。三十三下－乃出鍼）。天池、章門、臨泣、支溝、陽輔（百壮）。手三里、肩井（随年壮）。

首のリンパ結核。少海（まず鍼で皮膚を推し、三十六息ほど呼吸してから鍼を刺入し、大小のシコリを鍼尖で追うが、シコリから鍼を出してはならない。こうして三十三回追ったら抜鍼する）。天池、章門、足臨泣、支溝、陽輔に百壮ずつ。手三里、肩井（年齢が壮数）。

（五百三十八）疥癬瘡。曲池、支溝、陽谿、陽谷、大陵、合谷、後谿、委中、三里、陽輔、崑崙、行間、三陰交、百虫窠（即－膝眼）。

疥癬（かいせん）。曲池、支溝、陽渓、陽谷、大陵、合谷、後渓、委中、足三里、陽輔、崑崙、行間、三陰交、百虫窠（ひゃくちゅうか）（つまり膝眼（しつがん））。

＊百虫窠は百虫窩とも呼び、一般には血海である。

（五百三十九）瘍腫－振寒。少海。

オデキができて、寒（さむ）けがして振るえる。少海。

（五百四十）腋腫、馬刀瘍。陽輔、太衝、足臨泣。

腋の腫れ、腋窩（えきか）のリンパ結核。陽輔、太衝、足臨泣。

（五百四十一）癰疽－発背。肩井、委中（以－蒜片貼瘡上灸。如不疼－灸至疼。又灸疼－灸至不疼。愈多愈好）。

背中のオデキ。肩井、委中（ニンニクスライスをオデキに貼って施灸する。施灸して痛くなければ施灸して痛くなるまで。また施灸すると痛ければ施灸しても痛くなくなるまで施灸する。壮数は多いほど良い）。

＊発背だが、『鍼灸大全』には「足背のオデキ」とある。

（五百四十二）疔瘡。生－面上口角、灸－合谷。生－手上、灸－曲池。生－背上、灸－肩井。三里、委中、行間、通里、小海、太衝、臨泣。

疔（ちょう）（根のあるオデキ）。顔面の口角にあれば合谷の灸。手の上なら曲池に灸。背中にあれば肩井に灸。足三里、委中、行間、通里、小海、太衝、足臨泣。

（五百四十三）遍身生疥癩。曲池、合谷、三里、絶骨、膝眼（灸二七壮）。

全身のデキモノ。曲池、合谷、足三里、絶骨、膝眼（しつがん）（灸二×七壮）。

●雑病部（その他疾患）

（五百四十四）人脈微細-不見、或時無者。以-圓利鍼、刺足少陰経-復溜穴。鍼至骨、順鍼往下刺之。候回陽-脈生、方可出鍼。

脈が微細（びさい）で分からない、あるいはしょっちゅうなくなる。圓利鍼（えんりしん）で、足少陰経の復溜穴を刺す。鍼が骨に達すれば、骨に沿わせて鍼を下に進める。陽気が回復して、脈が復活したら抜鍼する。

（五百四十五）蠍蜇蛇犬蜈蚣-傷、痛不可忍者、各詳其経絡部分、逆順感気-刺之。蓋逆順感気者、使其毒気-随経直瀉、不欲呼吸-使毒気行経也。用鍼呪曰-天霊節栄、願保長生。太玄之一、守其真形。五臓神君、各保安寧。神鍼一下、万毒潜形。急急如律令摂。凡鍼-黙念呪一遍、吹気在鍼上、想鍼如火龍、便従病人-心腹中出、其病速愈。

サソリやクラゲ、ヘビや犬、ムカデに咬（か）まれた傷が痛くて耐えられなければ、咬まれた部分の経絡を詳しく調べ、逆順感気（せきき）を刺す。逆順感気とは、その毒気（どくけ）を経脈で直接瀉すことで、呼吸によって毒気が経脈を進まないようにすることである。刺鍼するとき「天霊（てんれい）の節度（せつど）が栄（さか）え、健康で長生きを願う。太玄は一つで、その真の形を守る。五臓の神君が、それぞれ安寧を保つ。神鍼が刺されれば、万毒が形を潜める。急急如律令で命じる」とマジナイを唱える。刺鍼するとき、この呪文を一遍だけ黙って念じ、鍼柄に息を吹きかけ、鍼を火龍だと想像すれば、毒が病人の心腹の中から出て、その病はすぐに治る。

*昔は、刺鍼するとき、こうした呪文や想像を使ったことが『鍼灸大成』にも書かれている。『内経』にもある。

（五百四十六）溺－水死、経宿可救。即解－死人衣帯、灸－臍中。

溺死して、一晩たっていなければ助かる。すぐに死人の服を脱がせ、臍中の神闕に覚醒するまで施灸する。

（五百四十七）狂犬－傷人。灸－咬処瘡上。

狂犬が人を咬んだ。咬み痕に施灸。

（五百四十八）蛇傷。灸－傷処三壮、仍以蒜片－貼咬処、灸－蒜上。

蛇に咬まれた。咬み傷に三壮ほど施灸する。やはりニンニクスライスを咬み傷に貼り、そのニンニクの上に施灸する。

●逐日人神所在（一カ月内で日による鍼や灸してはいけない部位）

一日－在足大指、厥陰分、刺之跗腫。二日－在足外踝、少陽分、刺之経筋緩。三日－在股内、少陰分、刺之小腹痛。四日－在腰、太陽分、刺之脚僂無力。五日－在口、太陰分、刺灸之舌強。六日－在手、陽明分、刺之咽喉不利。七日－在内踝、少陰分、刺灸之陰経筋急。八日－在手腕、太陽分、刺灸之腕不収。九日－在尻、厥陰分、刺灸之病急。十日－在腰背、太陰分、刺灸之腰背傴僂。十一日－在鼻柱、陽明分、刺灸之歯面腫。十二日－在髪際、少陽分、刺灸之令人重聴。十三日－在牙歯、少陰分、刺灸之気寒。十四日－在胃脘、陽明分、刺之気腫。十五日－在遍身、不宜補瀉、鍼灸大忌。

一日目は親指の厥陰分を刺すと浮腫になる。二日目は足外踝の少陽分を刺すと経筋が緩む。三日目は大腿内側の少陰分を刺すと下腹が痛む。四日目は腰の太陽分を刺すと、下腿が曲がって力がなくなる。五日目は口の太陰分に鍼灸すると舌が強ばる。六日目は手の陽明分を刺すと、咽喉が通らなくなる。七日目は内踝の少陰分に鍼灸すると、陰経の筋が引き攣る。八日目は手首の太陽分に鍼灸すると、手首を曲げられなくなる。九日目は尻の厥陰分に鍼灸すると、病が激しくなる。十日目は腰背部の太陰分に鍼灸すると、腰背が曲がって円背になる。十一日目は鼻中隔の陽明分に鍼灸すると、歯や顔が腫れる。十二日目は髪際の少陽分に鍼灸すると、難聴になって何度も聞き返す。十三日目は歯の少陰分に鍼灸すると、気が冷える。十四日目は胃の陽明分を刺すと、気腫になる。十五日目は全身で補瀉をすると悪く、鍼灸はダメである。

十六日－在胸、太陰分、刺之逆息。十七日－在気衝、陽明分、刺之難息。十八日－在股内、少陰分、刺之引陰気痛。十九日－在足趺、陽明分、刺灸之発腫。二十日－在内踝、少陰分、刺之経筋攣。二十一日－在手小指、太陽分、刺之手不仁。二十二日－在足外踝、少陽分、刺之経筋緩。二十三日－在腰及足、厥陰分、刺之発転筋。二十四日－在手、陽明分、刺之咽喉中不利。二十五日－在足、陽明分、刺之胃気脹。二十六日－在胸、太陰分、刺灸之喘欬。二十七日－在膝、陽明分、刺之足経厥逆。二十八日－在陰、少陰分、刺之小腹急痛。二十九日－在膝脛、厥陰分、刺之筋痿無力。三十日－在足趺、陽明分、刺之有傷胃気。

十六日目は胸の太陰分を刺すと咳き込む。十七日目は気衝の陽明分を刺すと、呼吸しづらくなる。十八日目は大腿内側の少陰分を刺すと、陰部の痛みとなる。十九日目は足背の陽明分に鍼灸すると、腫れる。二十日目は内踝の少陰分を刺すと経筋が攣る。二十一日目は手小指の太陽分を刺すと、手が痺れて感じなくなる。二十二日目は足外踝の少陽分を刺すと経筋が緩む。二十三日目は腰および足の厥陰分を刺すと、コムラガエリが起きる。二十四日目は手の陽明分を刺すと、咽喉の中が通らなくなる。二十五日目は足の陽明分を刺すと、胃が膨れる。二十六日目は胸の太陰分に鍼灸すると、喘咳(ぜんがい)する。二十七日目は膝の陽明分を刺すと、足経が冷たくなる。二十八日目は陰部の少陰分を刺すと、下腹が引き攣って痛む。二十九日目は膝脛の厥陰分を刺すと、筋が萎えて力がなくなる。三十日目は足背の陽明分を刺すと、胃気が傷つく。

＊この部分は、あまり真に受けないほうがいい。

考之砭焫一科、雖有-資生経、鍼灸四書、其間浩瀚広漠、不能窺其要妙。独-宏綱陳先生、得-梓桑君、家伝之秘、乃纂其備要、編為是書、以便後学。今重校正、定其詳略、尤為切要。使-天下後世、咸躋於仁寿之域也。

鍼灸という一科を考えると、『鍼灸資生経』や鍼灸四書があっても、その内容は多くて漠然としており、その要点を窺い知れない。ただ陳会（宏綱陳）先生だけが、席弘（梓桑君）の家伝の秘を得て、その要点を編纂して書を作り、後学の助けとした。ここで更に校正し、それを詳しく簡略にし、要点を取り出した。これによって天下や後世で、人々が長寿の域に登るようにさせる。

あとがき

現代では鍼灸古典のほとんどがネットで見られるようになった。どの鍼灸古典を検索しても、京都大学のページが引っかかる。私は中国へ行き、さまざまな鍼灸書を買い集めた。また死んだ後輩の今村も、中国で古い糸綴じ鍼灸書を買い集めていた。彼が死んだあと、集めた古書はどうなったのか？　ゴミとして捨てられているのではなかろうか？　それを考えると、彼のことはどうでもいいが、本のことを考えると残念でたまらない。せめて私に「本を残す」と遺言を書いておくべきだった。

この『神応経（じんおうきょう）』は『銅人腧穴鍼灸図経（どうじんゆけつしんきゅうずきょう）』に続いて古典鍼灸翻訳の第三弾になる。この翻訳は『鍼灸資生経（しんきゅうしせいきょう）』から始まった。しかし私の古典の翻訳は、果たして実用レベルかどうか判断に迷う。そこで皆が翻訳する『素問』と『霊枢』を最初に翻訳して、私の翻訳レベルを判断してもらうことにした。『素問』と『霊枢』ならば、東洋学術出版社から石田秀実の『現代語訳・黄帝内経素問』と『現代語訳・黄帝内経霊枢』が出ており、その評価が高い。ただ価格が高すぎるので、図書館で借りるしかない。私も『素問』と『霊枢』を出版してから石田秀実の『黄帝内経』と突き合わせてみたが、自分の本と同じ内容のページを比較しても、石田秀実の本は、かなり忠実に訳されており、評価が高いのもうなずける。だから高価な石田秀実の『素問』と『霊枢』を図書館から借りて、同じページを安い私の『素問』『霊枢』と照合すれば、私の翻訳レベルが実用に耐えられるかどうか判断できる。いけると思われたら私の翻訳書を購入されるとよい。原文を読んでみたい人にも、本書はお勧めできる。ただ、いずれの書籍も同じだが、日にちの禁忌などデタラメが書いてある書籍も多いので、本に書いてあるからと鵜呑みにせず、書いてある内容を検証してゆくことが大切だ。本に真実が書いてあるとは限らない。著者の思い込みだったりもする。だから証拠が必要だが、鍼灸の場合は実際に患者を施術して、その効果が『霊枢』に書かれているように三回で治る施術なのかどうかを検証することになる。『霊枢』に及ばない効果の鍼施術を覚えたところで価値はない。本書も「子上逼心」とか「逐日人神所在」など、一目で嘘と分かる記載もある。だから臨床で刺し方を検証して本物を見分けなければ、人々に見捨てられる「効果のない鍼灸師」となってしまう。

　これまで三和書籍から「鍼灸古典を出版したい」との要望があったが、私も本業が忙しくて応えることができなかった。それまではガムシャラに現代の鍼灸書を読み漁り、翻訳し、また鍼灸古典をワープロに打ち込んできたからだ。しかし還暦を迎え、普通なら退職している年齢になった。そこで、これからの人生は自分の技術向上のためでなく、鍼灸古典の翻訳に費やしてもいいかなと思えるようになった。京大の書物は誰でも見られるとはいえ写真画像であり、検索が掛けられるようなものではなかったので、あまり意味がないと思っていた。しかし私の出版に際しては、原文の誤りや脱文を校正してくれる人たちの助けになっている。私は、本があっても検索できなければ意味がないと考えていたので京大のアップに関心がなかったが、出版社にとっては原文の確認をするうえで大きな力となったようだ。いままでは京大のアップは、すごい功績だと思っている。私は、老中医が鍼灸書を暗記しているのと一緒だと考えていた。そこで私のところに勉強に来ている人たちには、『素問』や『霊枢』の原文と翻訳文、まだ翻訳していない『難経』、そして鍼灸古書などの原文をワード文書でメモリーにして渡している。それで検索すれば暗記しているのと同じことだと思っている。それは皆に本の検索をしてもらうためだが、もう一つの理由は私のパソコンが壊れたときにデータがなくなってしまうことを恐れるからだ。私は家が火事になったら本が燃えてしまうのではないかと不安になり、ワープロで翻訳して内容を保存することにした。たにぐちの社長は「それなら画像で保存すればいいじゃないか」といったが、それでは容量を食う。それでテキストで保存することにした。

私の古典の翻訳方法は、原文を打ち込んでから、それをコピーして翻訳文を作るというものだ。だから今回は、以前に打ち込んだ原文の打ち込みぬけがあったり、訳してなくて原文のまま提出した部分があった。しかし現在は出版社の人が原文を校正してくれ、抜けていますと言ってくるため原文校正の必要がなくなり、非常に楽になった。京大さまさまである。もっとも、私の本は中国のものであり、京大のものとは多少の違いはあるが、それでも役に立つ。

私の拙い翻訳ではあるが、教科書に記載してある古書が読めないという鍼灸学校の学生の不満を解消できればと考える。また多くの人が鍼灸古典の翻訳に参加していただけたらと思う。私のような浅学非才のものでさえ翻訳しているのだから、もっと素晴らしい本を持っていて、さらに簡潔に読みやすく翻訳してくれる優秀な人がいるに違いない。しかし「隗から始めよ」という言葉もあるので、まずは下手な歌いだしっぺがいなければ、上手な人は謙遜して歌えないだろう。だから私のような拙い翻訳で、ありふれた私の持っている本から始めるしかない。また原文を付記したのは、原文がこうした日本語になるのだと知ってほしいから。原文を付記していれば、私の翻訳で間違っている部分を自分で訂正もできるし、「この部分の正しい意味は、こうだ」と指摘していただけると考えるからだ。英語の原文と日本語が併記されている本と一緒である。原文と日本語訳を照合することによって医学漢文を読める人が増え、古典鍼灸を翻訳した書籍がますます増えることを期待する。

　これからも鍼灸古典を翻訳する人がますます増え、鍼灸の奥深い知識を得た人が多くなることを願う。どうも日本では、そうした基本的な知識を持たず、自分の思いつきだけで鍼施術する人が多いような気がする。そのために経穴を国際的に統一しようとしたときも、日本の主張が古典に基づいていないということで全く受け入れられなかった。きちんと根拠を示して相手を説得できていれば、すべてが中国の経穴で統一されることもなかっただろう。我々の時代には「四総穴歌」しか習うことがなかったが、それだけではあまりにも心もとない。これは優秀な人への、私のラブコールである。

この『神応経』は、一子相伝（いっしそうでん）だった鍼灸技術が、血縁のない陳会によって二十四人に広められ、さらに日本や朝鮮にまで広まった書籍である。なんとなくキリスト教の伝播（でんぱ）に似てなくもない。

浅野　周

【訳者】
浅野　周（あさの　しゅう）中国鍼灸翻訳家　鍼灸師（北京堂鍼灸）
出版書籍
『完訳鍼灸大成』『刺鍼事故』『超初心者用・鍼灸院治療マニュアル』『最新鍼灸治療165病』『美容と健康の鍼灸』『頭皮鍼治療のすべて』『火鍼マニュアル』『東洋医学概論の解説書　図説・霊枢現代語訳（鍼経）』、『浅野周校正　霊枢 原文（鍼経）』『全文ふりがな付き・素問現代語訳』『中国鍼入門』『鍼灸資生経』上下巻（三和書籍）、『全訳経絡学』『全訳中医基礎理論』『全訳中医診断学』『全訳鍼灸治療学』『全訳鍼法灸法学』『全訳鍼灸医籍選』『実用急病鍼灸学』『鍼灸院開業マニュアル』『鍼灸院開業マニュアルDVD Ⅰ・Ⅱ』（たにぐち書店）、『経外穴110選』『鍼灸実技71選』『急病の鍼灸治療』『難病の鍼灸治療』（源草社）

略歴
1956年　島根県生まれ　1985年　学生時代に三寸三番を使った大腰筋刺鍼を開発
1987年　明治東洋医学院鍼灸科卒　1990年　北京中医学院針推系進修生終了
1990年　自宅で北京堂を開業
1992年　松江北京堂を開業　翌1993年閉店　1995年　北京留学　翌1996年帰国
1997年　北京堂西川津店を開業　2001年閉店
1998年　北京堂ホームページを開設　治療法を公開
2003年　北京堂沼袋店を開業　2006年　北京堂生麦店を開業
2009年　北京堂松江店を開業　2010年　北京堂仙川店を開業
2011年　北京堂京都店を開業　2013年　北京堂綾瀬店を開業
2020年　綾瀬から埼玉県の上福岡に移り、北京堂ふじみ野店を開業

東洋医学古典
全訳・神応経

2024年 9月 30日 第1版第1刷発行

著　者　明・劉　瑾
訳　者　浅　野　周

発行者　高　橋　考
発行所　三　和　書　籍

〒112-0013　東京都文京区音羽2-2-2
TEL 03-5395-4630　FAX 03-5395-4632
info@sanwa-co.com
https://www.sanwa-co.com

印刷所／製本　中央精版印刷株式会社

ISBN978-4-86251-537-7 C3047

三和書籍の好評図書

Sanwa co.,Ltd.

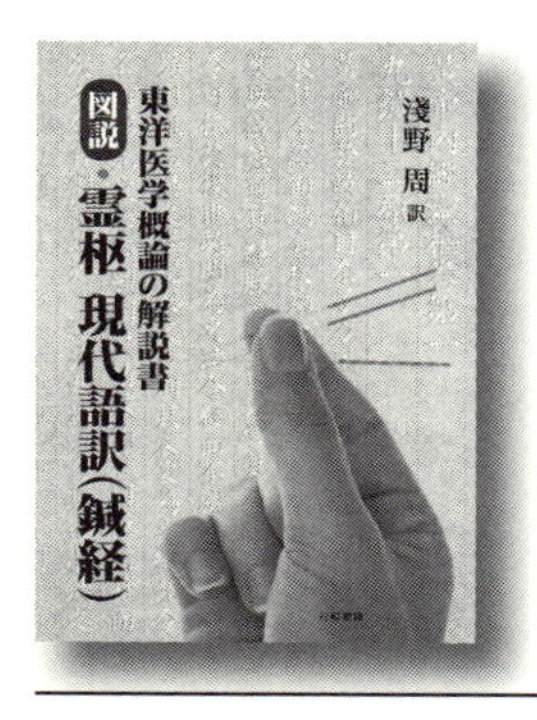

東洋医学概論の解説書

図説・霊枢 現代語訳（鍼経）

淺野 周 訳
A5判／並製／ 386頁　本体3,800円＋税

●古典の三大鍼灸書とは『鍼灸甲乙経』『鍼灸大成』と本書の『霊枢』である。『霊枢』が書かれた時代は、まだ紙がなく、木簡や竹簡に書かれていたため、文字が判読できなかったり、ページが前後していたりと、きちんとした形の翻訳本は存在していなかった。鍼灸の一治療家として、この三大鍼灸書を現代語に訳して残したい、という著者の希望で作成された。本書は図説なので、原書にはなかった図が随所に加えられている。

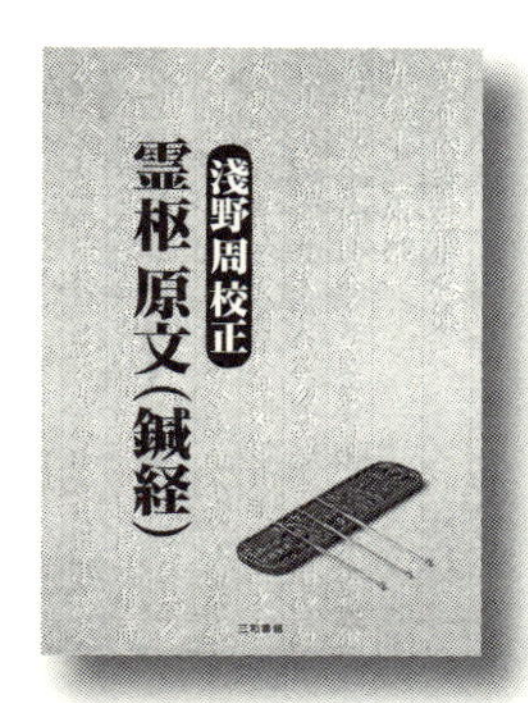

淺野 周 校正

霊枢 原文（鍼経）

淺野 周 校正
A5判／並製／ 166頁　本体2,800円＋税

●まだ紙がない時代に書かれた『霊枢』を歴代の鍼灸家たちが、正しいと思われる文字や順序を解明し書き改めてきた。そのため、複数冊の『霊枢』が存在している。『霊枢』の翻訳書は日本にも存在している。しかし原文は少ないということで、原文も出版することになった。翻訳本は、訳者によって解釈が異なるため、原文を参考にして、翻訳本を見比べてみることができる。本書は、古代の文字などは読みにくいため、同じ意味の現代の文字と入れ替えたりするなど、著者が工夫している。

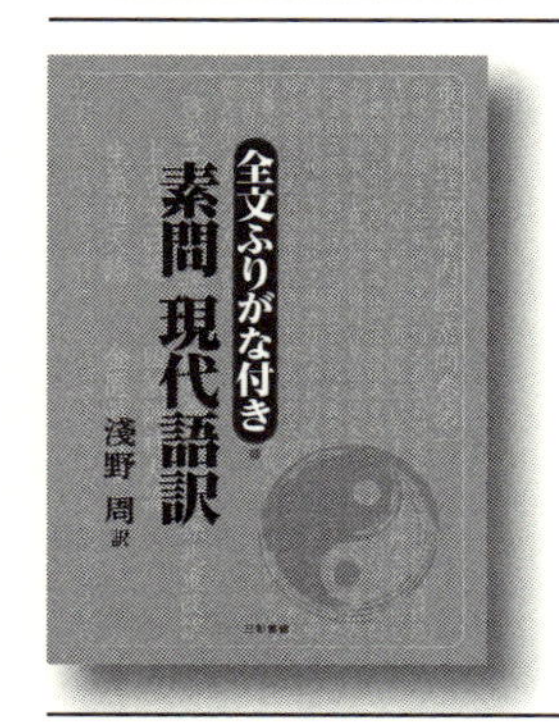

全文ふりがな付き

素問 現代語訳

淺野 周 訳
A5判／並製／ 600頁　本体5,800円＋税

●著者と学生との間で「鍼の専門書が読めない」「どうして？」「漢字が読めません！」。「せめて読み方だけでも分かれば調べようがあるのですが」といったやり取りがあった。著者が「それなら私が全文振り仮名付きの『素問』を訳してやろうじゃないか！」ということで、「全文ふりがな付き」という本書が生まれた。

　字も通常より大きく、ふりがな付きということで読みやすく、勉強するには最適な一冊となっている。

三和書籍の好評図書

Sanwa co.,Ltd.

慢性疼痛・脳神経疾患からの回復

YNSA山元式新頭鍼療法入門

山元敏勝 山元病院 監修
加藤直哉 健康増進クリニック副院長 著
A5判／並製／ 217頁　本体3,300円＋税

●世界で1万人以上の医師が実践する驚異の頭鍼治療法 YNSA。すべての痛み、神経症状、不定愁訴などに即効性のある治療効果がある他、リハビリ以外に治療法がないとされる脳梗塞などにも顕著な効果を発揮する。

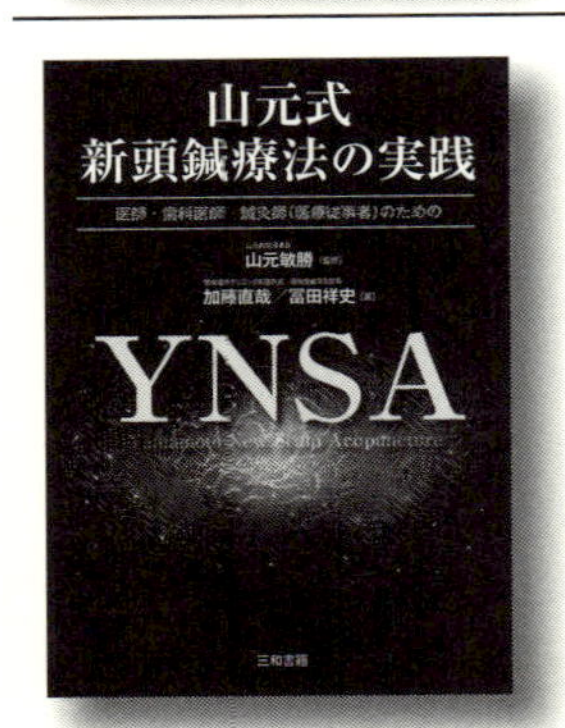

医師・歯科医師・鍼灸師（医療従事者）のための

山元式新頭鍼療法の実践

山元敏勝 山元病院 監修
加藤直哉 健康増進クリニック副院長 著
冨田祥史 康祐堂鍼灸院院長 著
A5判／並製／ 248頁　本体3,600円＋税

● 2011年、YNSAの初めての一般向け書籍として発売された「慢性疼痛・脳神経疾患からの回復　YNSA山元式新頭鍼療法入門」から7年。上腕診断点、Iソマトトープなど新たに発見された診断、治療点を今回追記した。また、今まで触れられることのなかった山元先生のYNSAの論文の解説や、難治性疾患の症例報告と実際に使った治療点などを追加した。さらに、痛みについての新しい医学的知見などを加え、前回からはるかに進化した内容となっている。

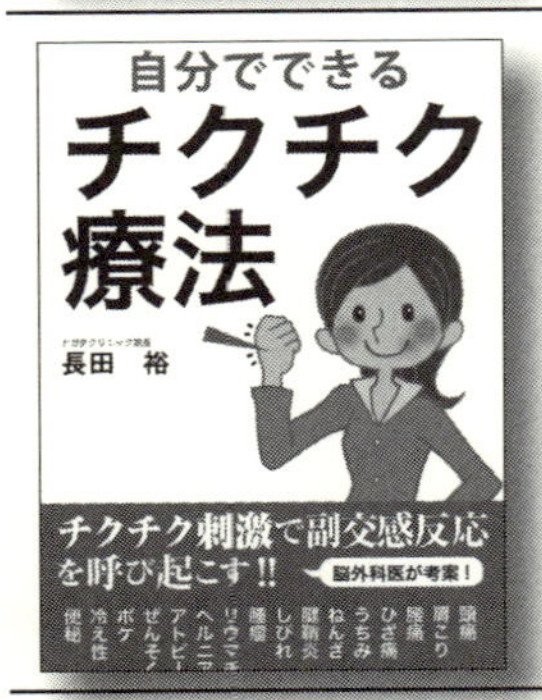

自分でできるチクチク療法

長田裕 著
四六判／並製／ 232頁　本体1,300円＋税

●口コミだけで5万人超の患者が押し寄せた驚くべき治療法！チクチク療法は、西洋医学とも東洋医学とも違うメイド・イン・ジャパンの治療体系である一副交感反応を呼び起こし自律神経を調整するチクチク刺激を、脳・脊髄につながる神経走行に着目した「デルマトーム理論」にもとづいた治療ポイントに加える一今まで限られた医療者にしか伝授されなかった治療法を、家庭で誰でもできるように、わかりやすく公開！